Zugänge finden
Emotionen wecken

Ein Bildband

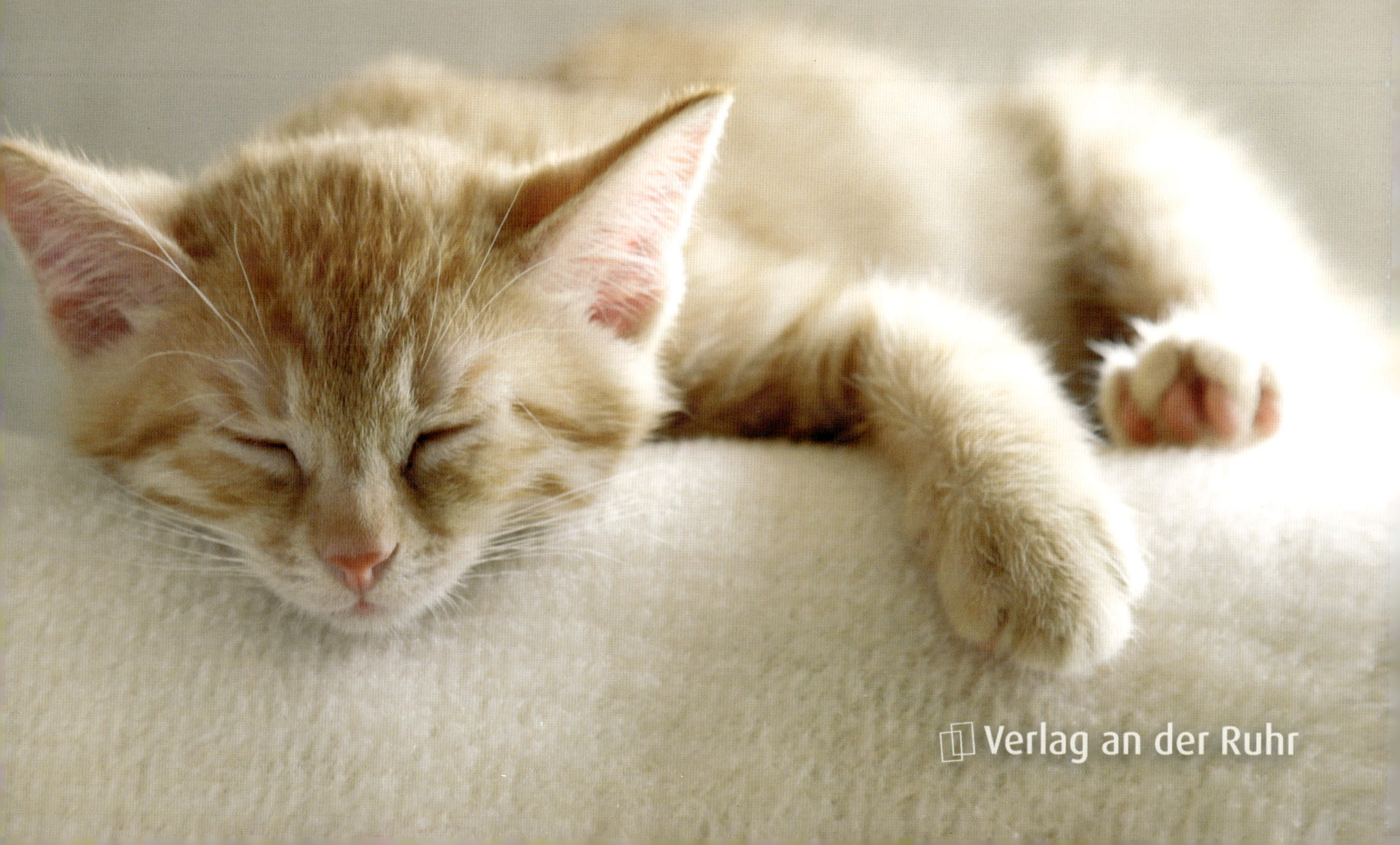

Verlag an der Ruhr

Du bist mein kleiner Sonnenschein,
sollst immer in meinem Herzen sein.
Sei brav und nett zu allen Leut,
dann hast du im Leben große Freud.

~ Sinnspruch

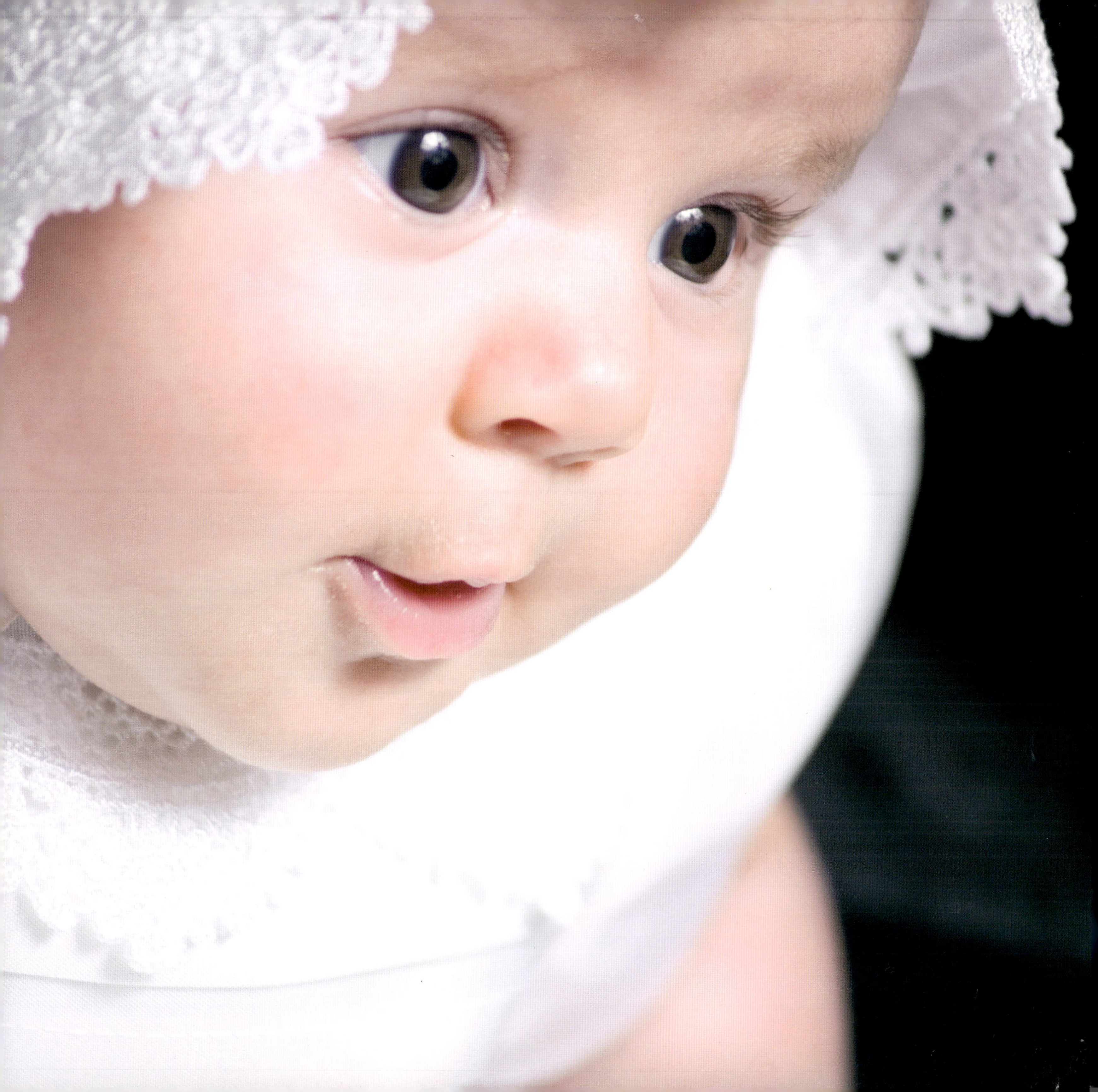

Aus dem Poesiealbum

*Drei Engel mögen dich begleiten
in deiner ganzen Lebenszeit;
und die drei Engel, die ich meine, sind:
Frohsinn, Glück, Zufriedenheit.*

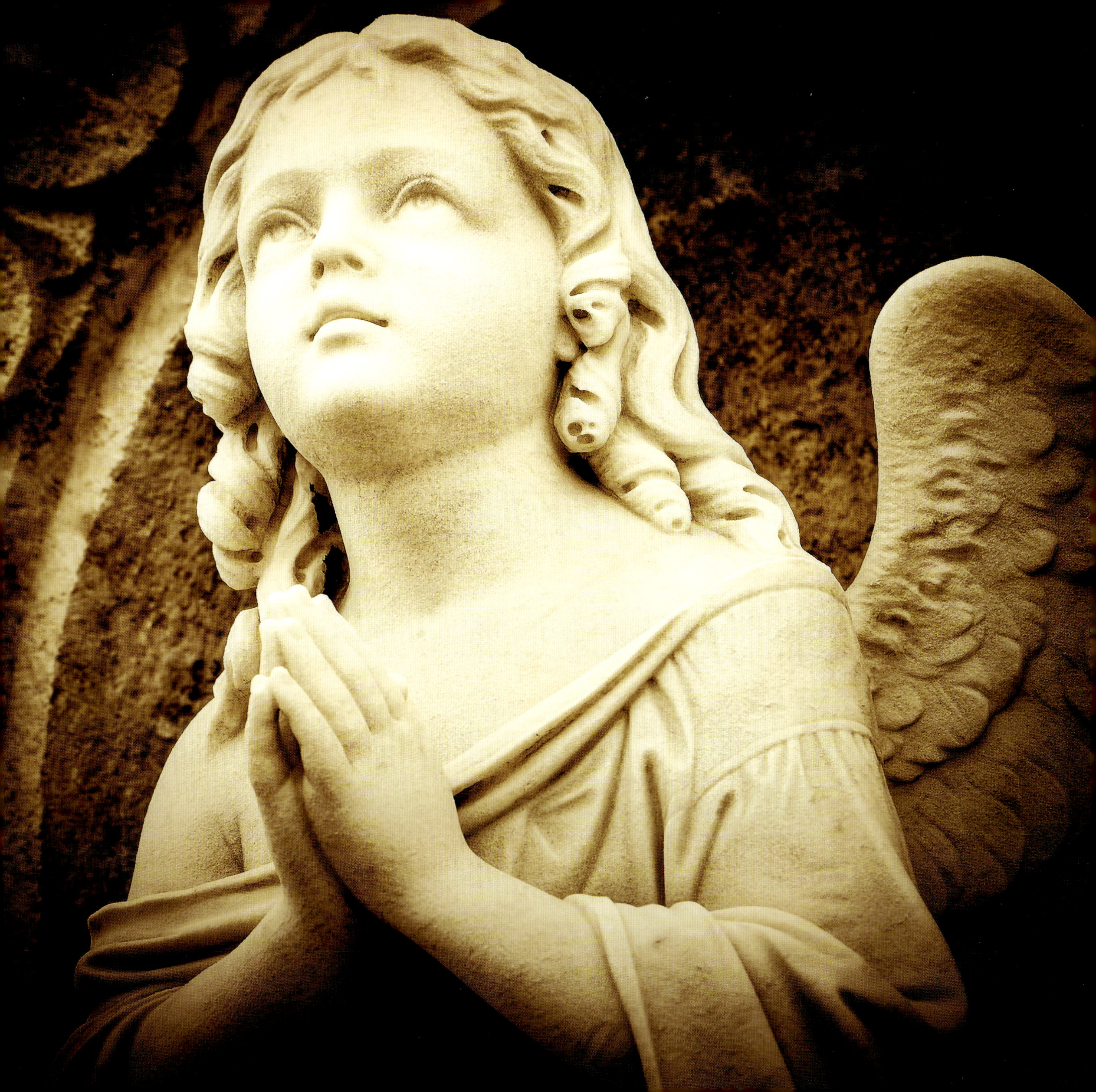

Liebe deine Geschichte.
Sie ist der Weg,
den Gott mit dir gegangen ist.

~ Leo Tolstoi (1828–1910), russischer Schriftsteller

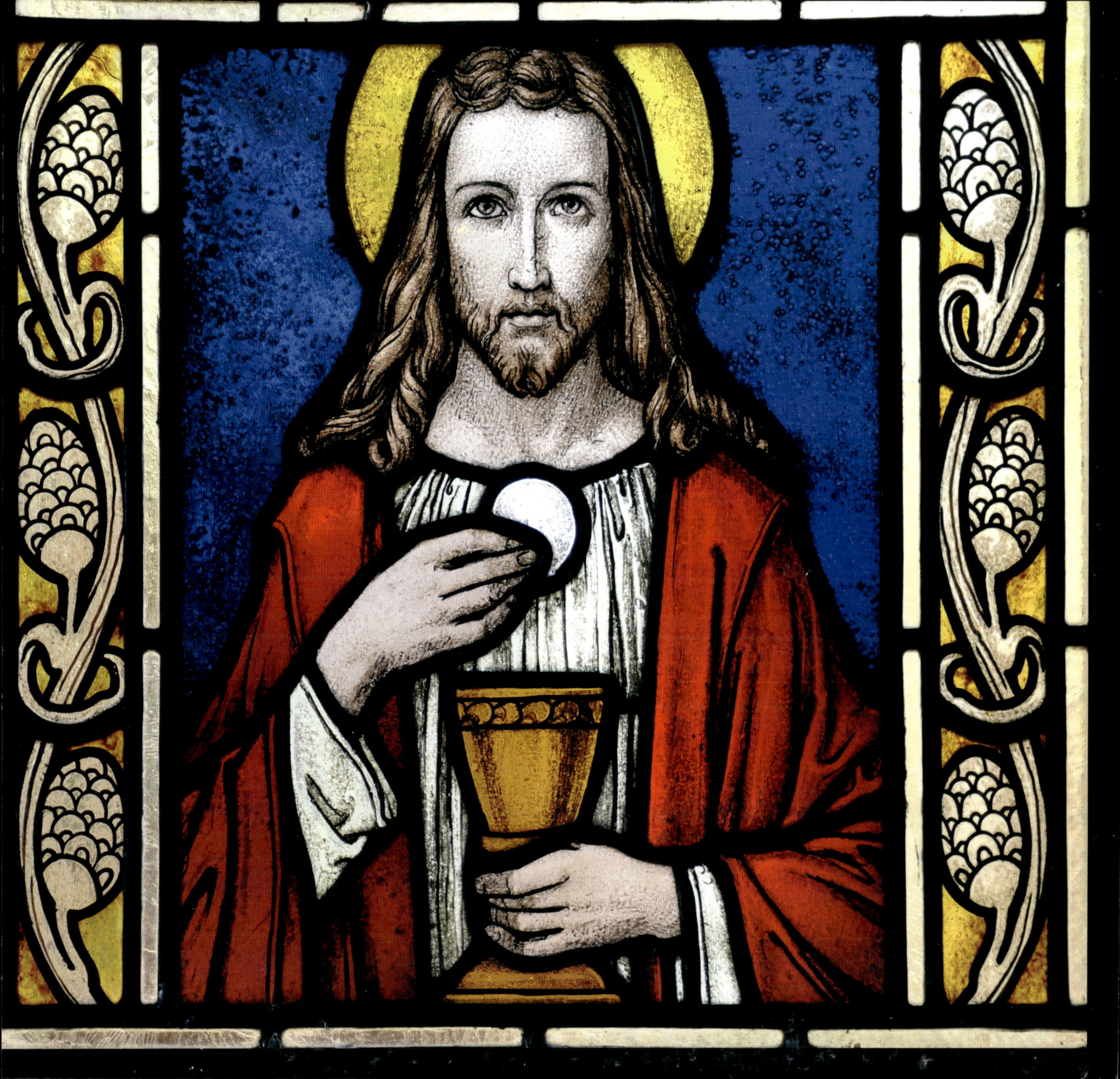

Willst Du einen Tag glücklich sein,
So betrinke Dich mit Wein.
Willst Du ein Jahr glücklich sein,
So baue Dir ein Haus.
Willst Du ein Leben lang glücklich sein,
So gestalte Deinen Garten.

~ Chinesische Weisheit

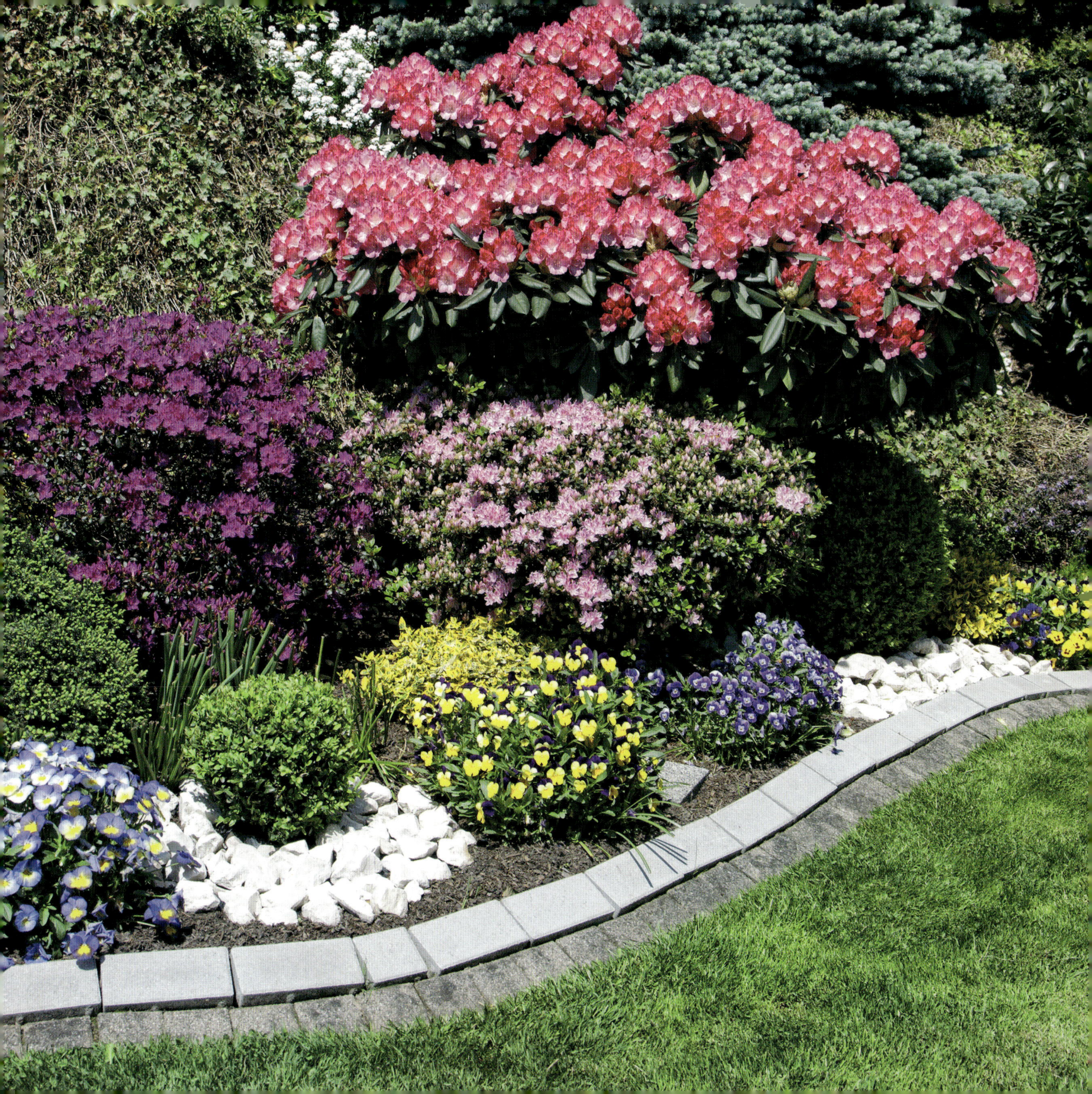

Das Häslein

Unterm Schirme, tief im Tann,
hab ich heut gelegen,
durch die schweren Zweige rann
reicher Sommerregen.

Plötzlich rauscht das nasse Gras –
stille! Nicht gemuckt! –:
Mir zur Seite duckt
sich ein junger Has …

Dummes Häschen,
bist du blind?
Hat dein Näschen
keinen Wind?

Doch das Häschen, unbewegt,
nutzt, was ihm beschieden,
Ohren, weit zurückgelegt,
Miene, schlau zufrieden.

Ohne Atem lieg ich fast,
laß die Mücken sitzen;
still besieht mein kleiner Gast
meine Stiefelspitzen …

Um uns beide – tropf – tropf – tropf –
traut eintönig Rauschen …
Auf dem Schirmdach – klopf – klopf – klopf.
Und wir lauschen … lauschen …

Wunderwürzig kommt ein Duft
durch den Wald geflogen;
Häschen schnubbert in die Luft,
fühlt sich fortgezogen;

schiebt gemächlich seitwärts, macht
Männchen aller Ecken …
Herzlich hab ich aufgelacht –:
Ei, der wilde Schrecken!

~ Christian Morgenstern (1871–1914), deutscher Dichter

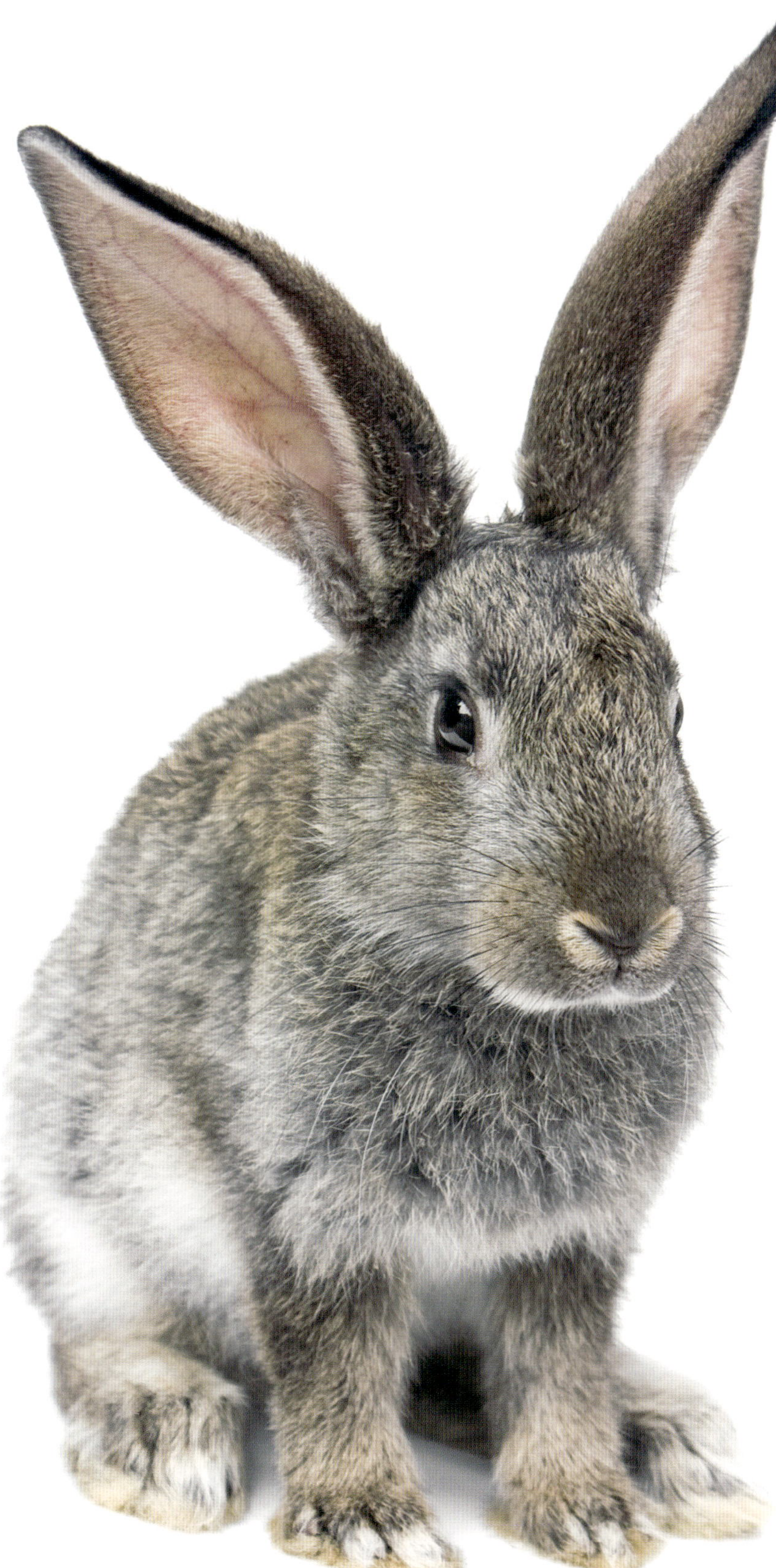

Wäsche im Wind

Tollt der Wind über Feld und Wiese,
Hat seinen Spaß er überall,
Aber am liebsten neckt er die Liese
Mit einem tückischen Überfall.

Will sie ihr Zeug auf die Leine bringen,
Zerrt er: Liese, dies Hemd ist mein!
Um jedes Laken muss Liese ringen,
Jedes Stück will erobert sein.

Giebt es der Sausewind endlich verloren,
Schlägt er noch im Übermut
Ihr das nasse Zeug um die Ohren:
Da, liebe Liese, häng's auf und sei gut.

~ Gustav Falke (1853–1916), deutscher Schriftsteller

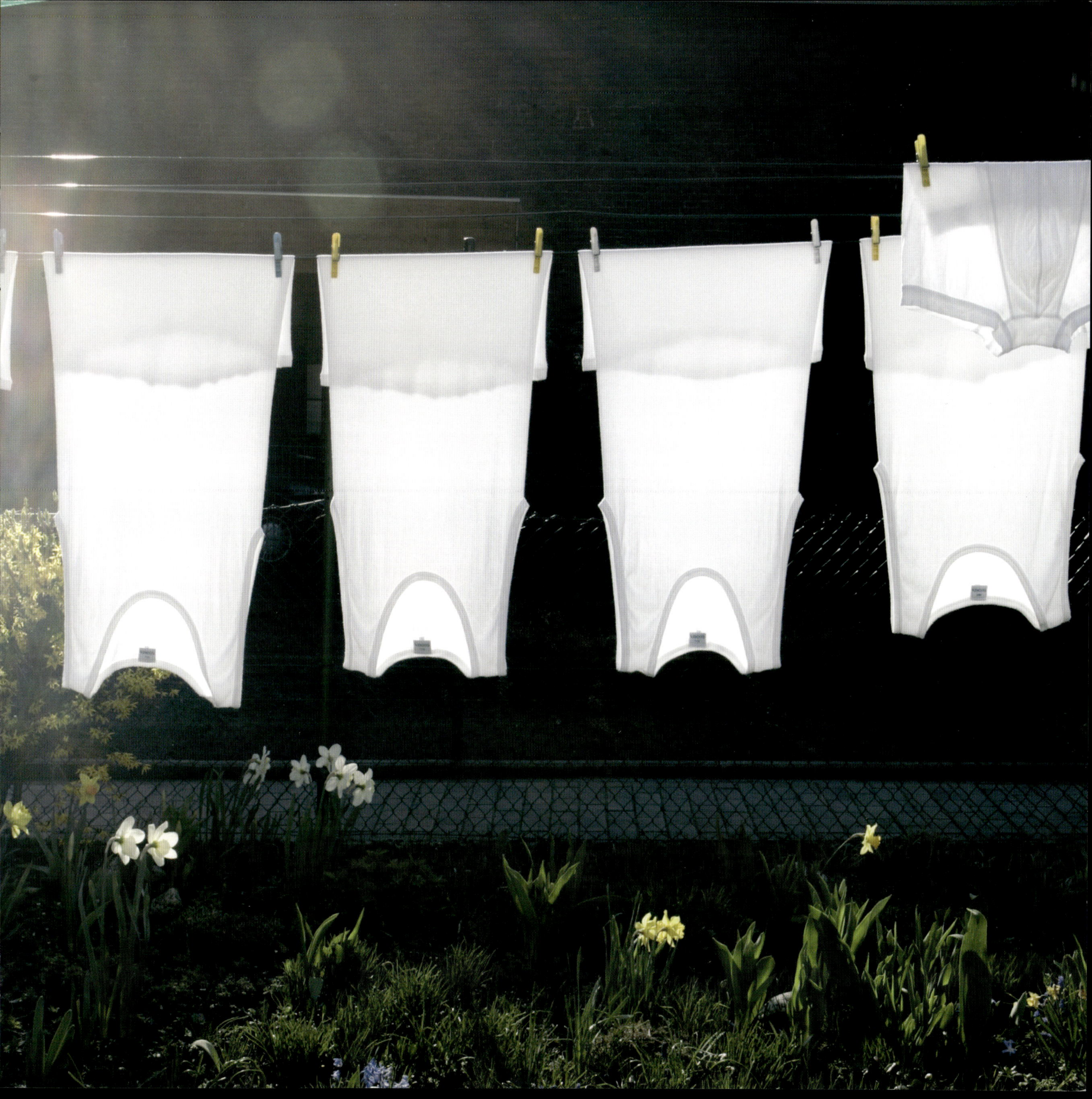

Zu gut gelebt

Frau Grete hatt ein braves Huhn,
Das wusste seine Pflicht zu tun.
Es kratzte hinten, pickte vorn,
Fand hier ein Würmchen, da ein Korn,
Erhaschte Käfer, schnappte Fliegen
Und eilte dann mit viel Vergnügen
Zum stillen Nest, um hier geduldig
Das zu entrichten, was es schuldig.
Fast täglich tönte sein Geschrei:
„Victoria, ein Ei, ein Ei!"
Frau Grete denkt: Oh, welch ein Segen,
Doch könnt' es wohl noch besser legen.
Drum reicht sie ihm, es zu verlocken,
Oft extra noch die schönsten Brocken.
(…)

~ Wilhelm Busch (1832–1908), humoristischer Dichter und Zeichner

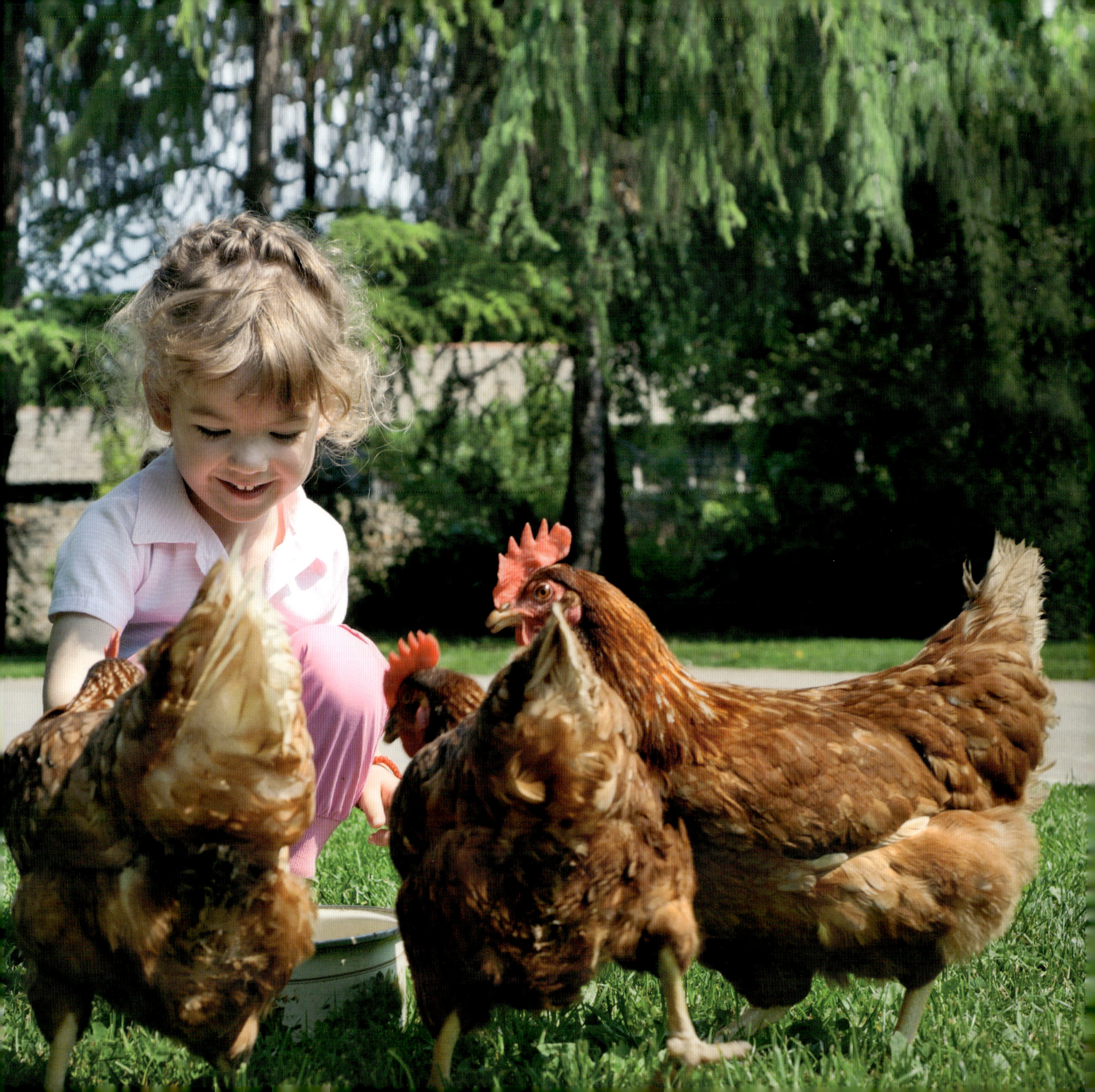

Puppe und Püppchen

Puppe:
Püppchen, so gib dir doch endlich Müh',
Du lernst ja wirklich das Sitzen nie,
Streckst immer die Beine weit von dir.
So mach' es doch, wie du siehst an mir!

Püppchen:
Ich tät' es gar gerne; doch ich denk,
Ich hab' in den Knieen kein Gelenk.

Da nahm sie das Kind und sagte mit Lachen:
Dem Streit will ich gleich ein Ende machen;
Ihr Puppen beide, klein und groß,
Seid arme dumme Dinger bloß.
Es warf sie schnell in den Kasten hinein,
Da mußten sie wohl ganz ruhig sein.

~ Johann Wilhelm Hey (1789–1854), Pfarrer und Fabeldichter

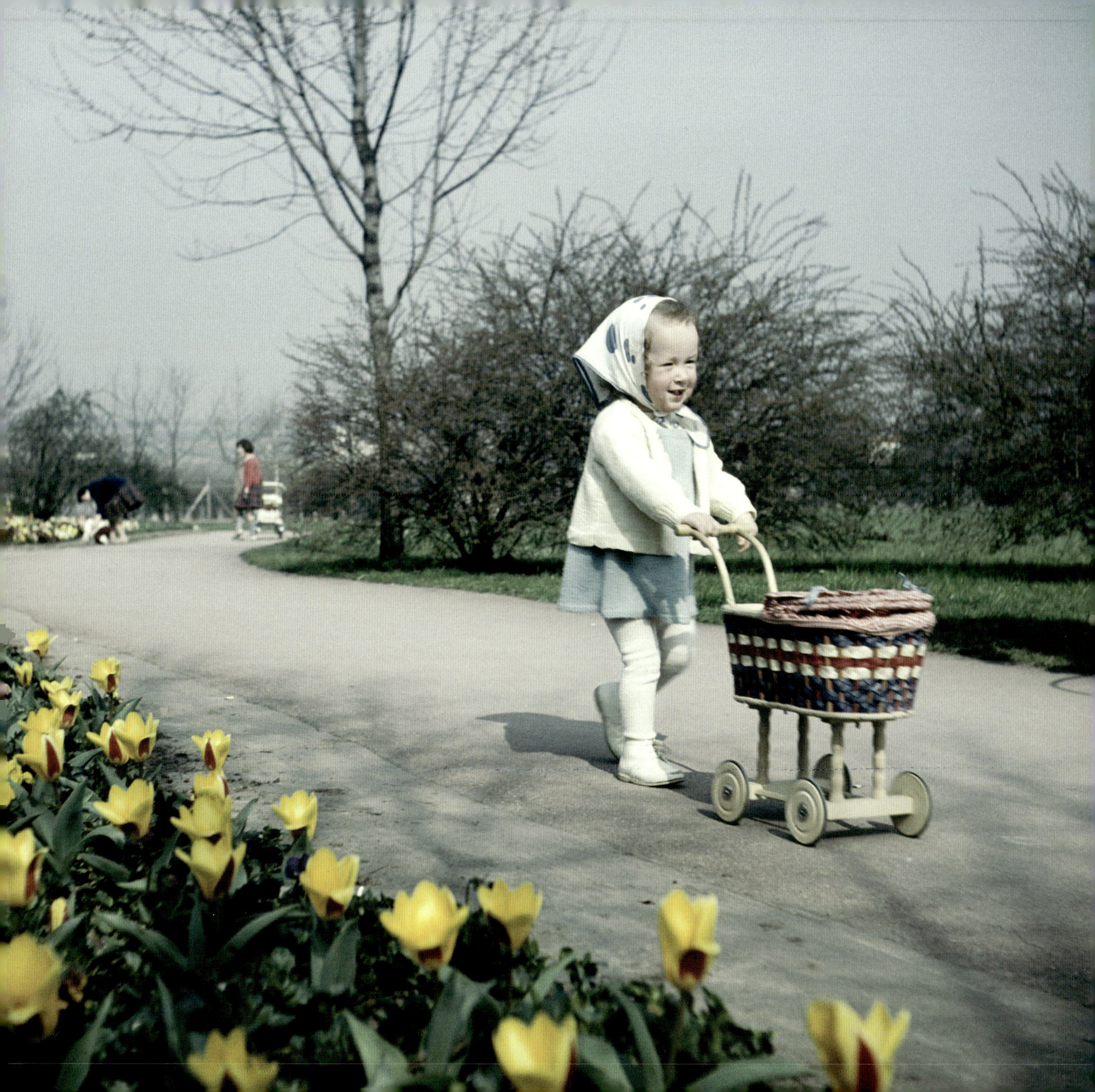

Ich wär' so gern Dein Teddybär,
Der neben Dir im Bettchen wär.
Ich bin ganz weich und knuddelig warm,
Dann schläfst Du ein mit mir im Arm.

~ unbekannter Verfasser

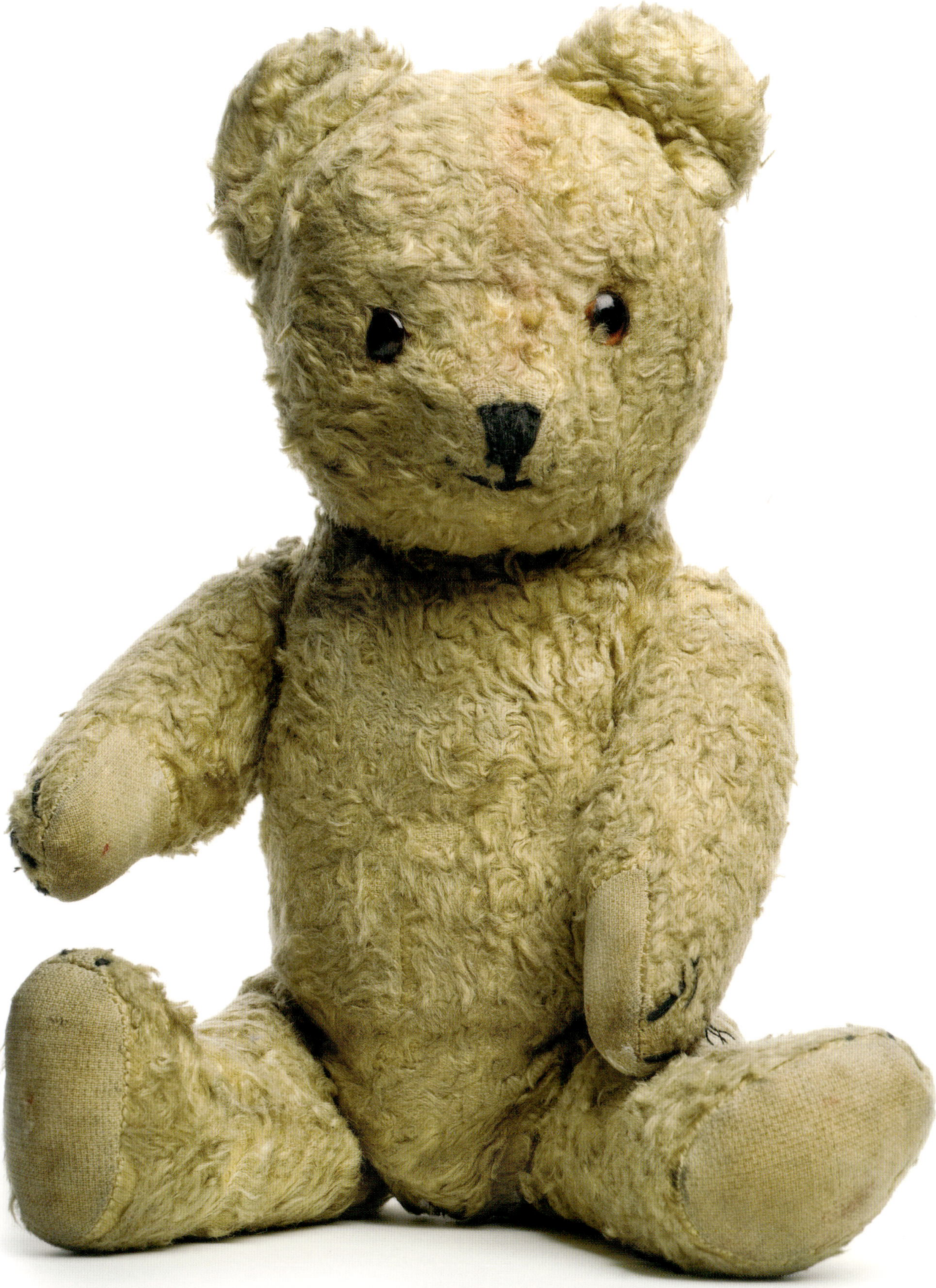

Für eine Katze bedeutet Treue nicht,
immer dazubleiben,
sondern immer wiederzukommen.

~ Klara Löwenstein (1852–1910), deutsche Dichterin

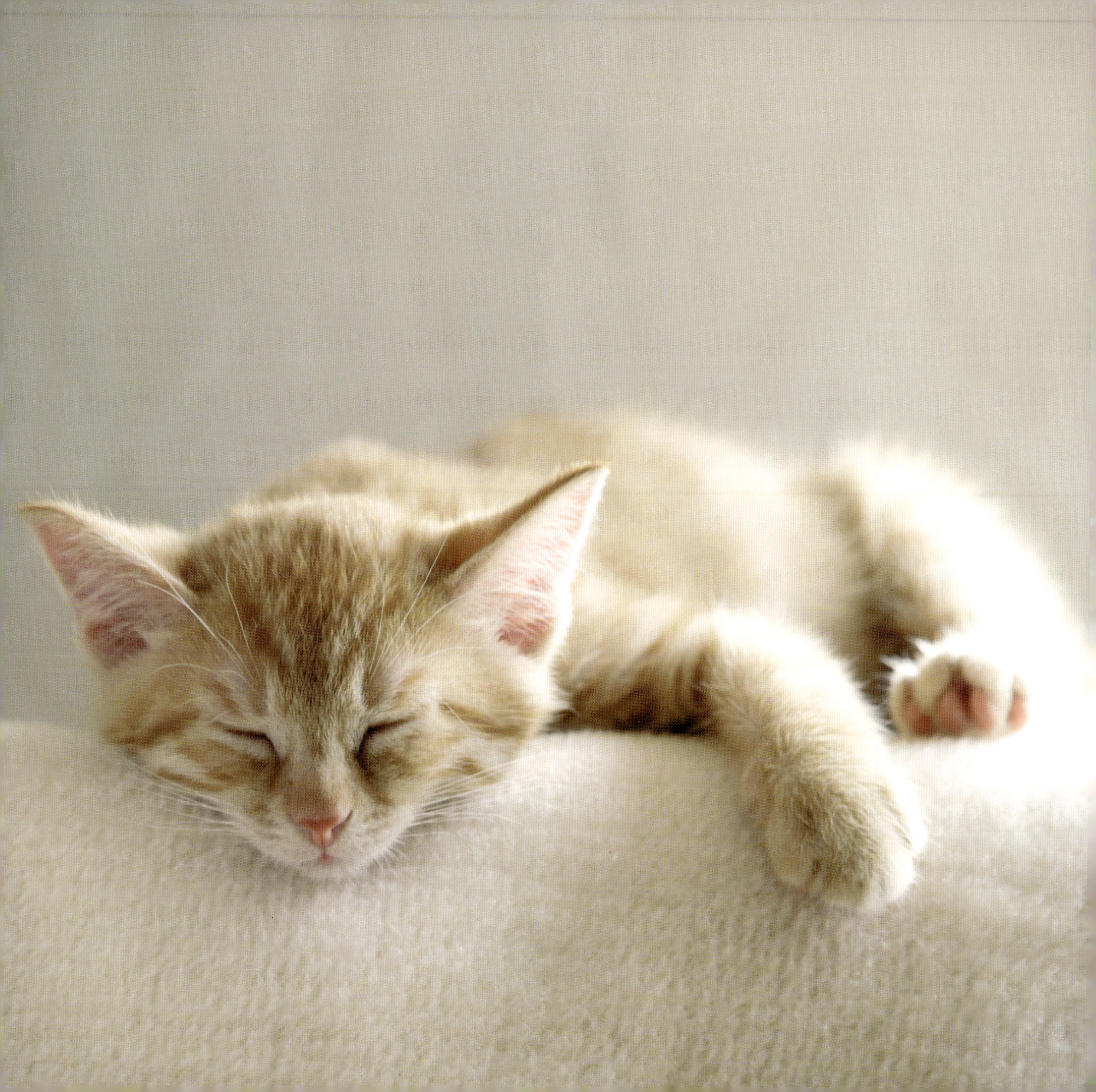

Essen und Trinken
hält Leib und Seele zusammen.

~ Sprichwort

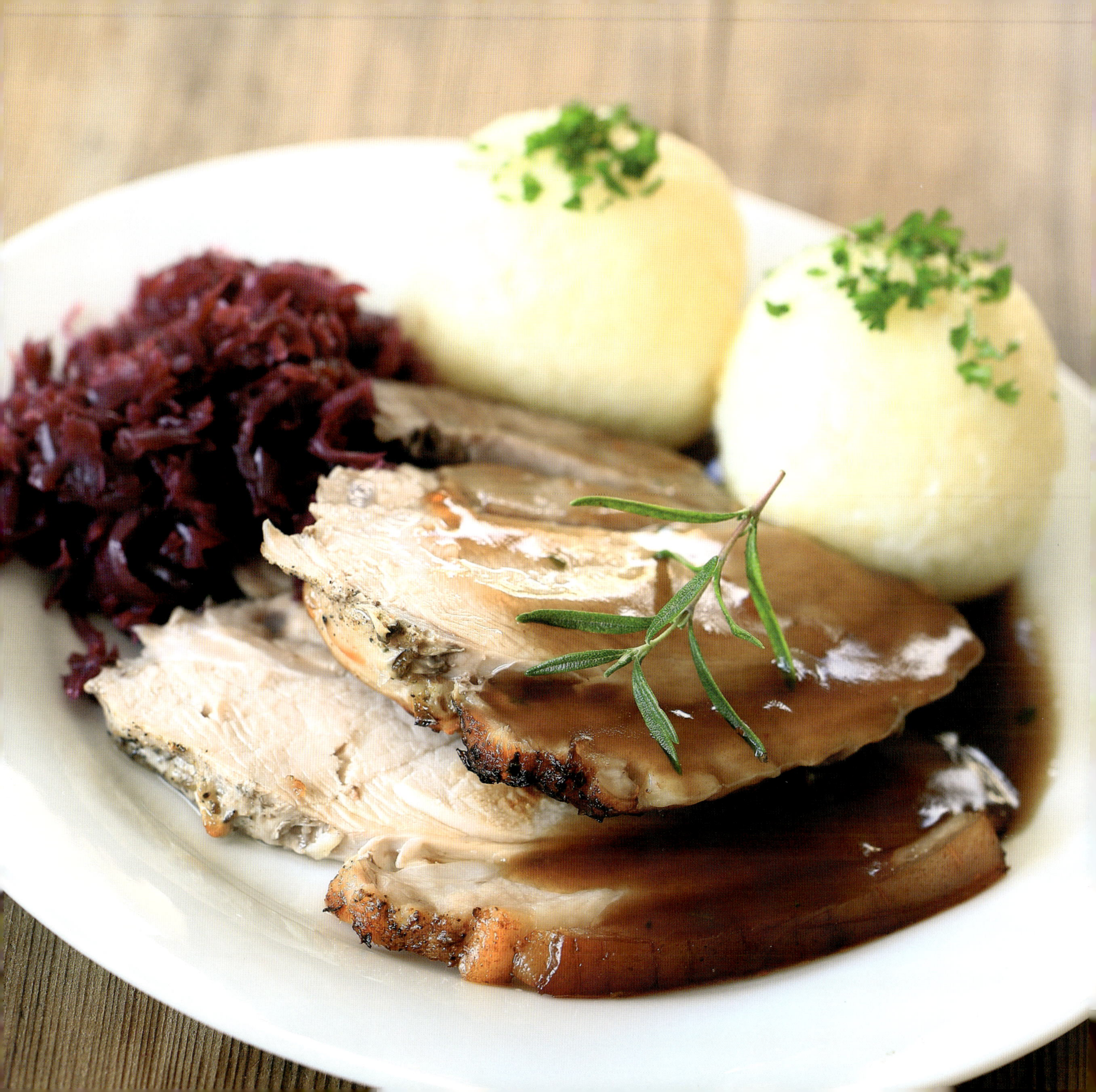

Wer jeden Tag nur Kuchen isst
und Keks und Schokolade,
der weiß ja nicht, wann Sonntag ist,
und das ist wirklich schade.

~ Sinnspruch

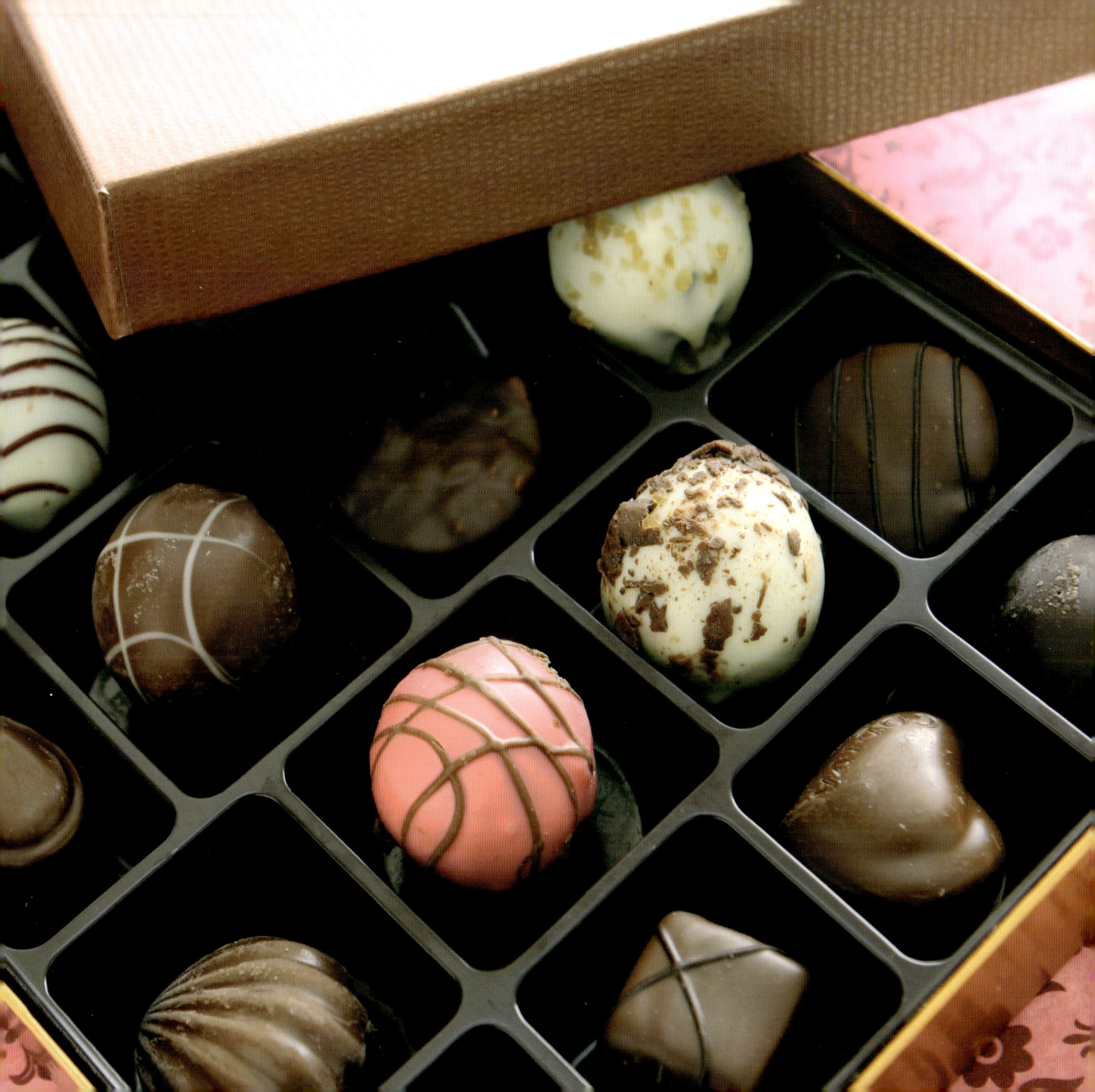

Mein Apfelbaum

O daß dich Gott behüte!
Im Paradiese kaum
Ein Baum wohl schöner blühte
Als du, mein Apfelbaum.

Ich muß den Meister loben,
Der dich so schön gemacht.
Zum Sträußchen dich gewoben
Aus Duft und Farbenpracht.

(...)

~ August Heinrich Hoffmann von Fallersleben (1798–1874), deutscher Dichter

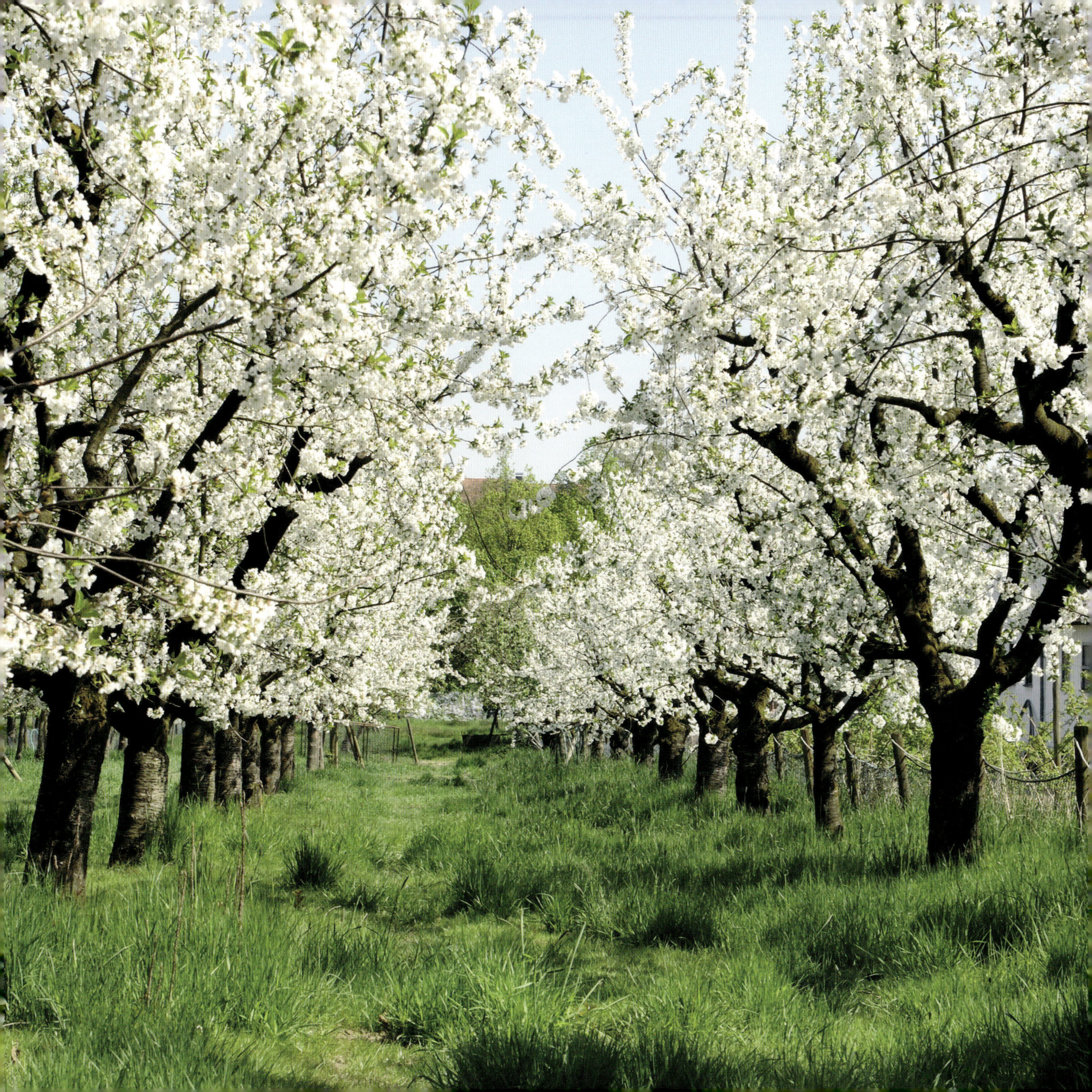

Ein Apfel täglich und keine Krankheit quält dich.

~ Lebensweisheit

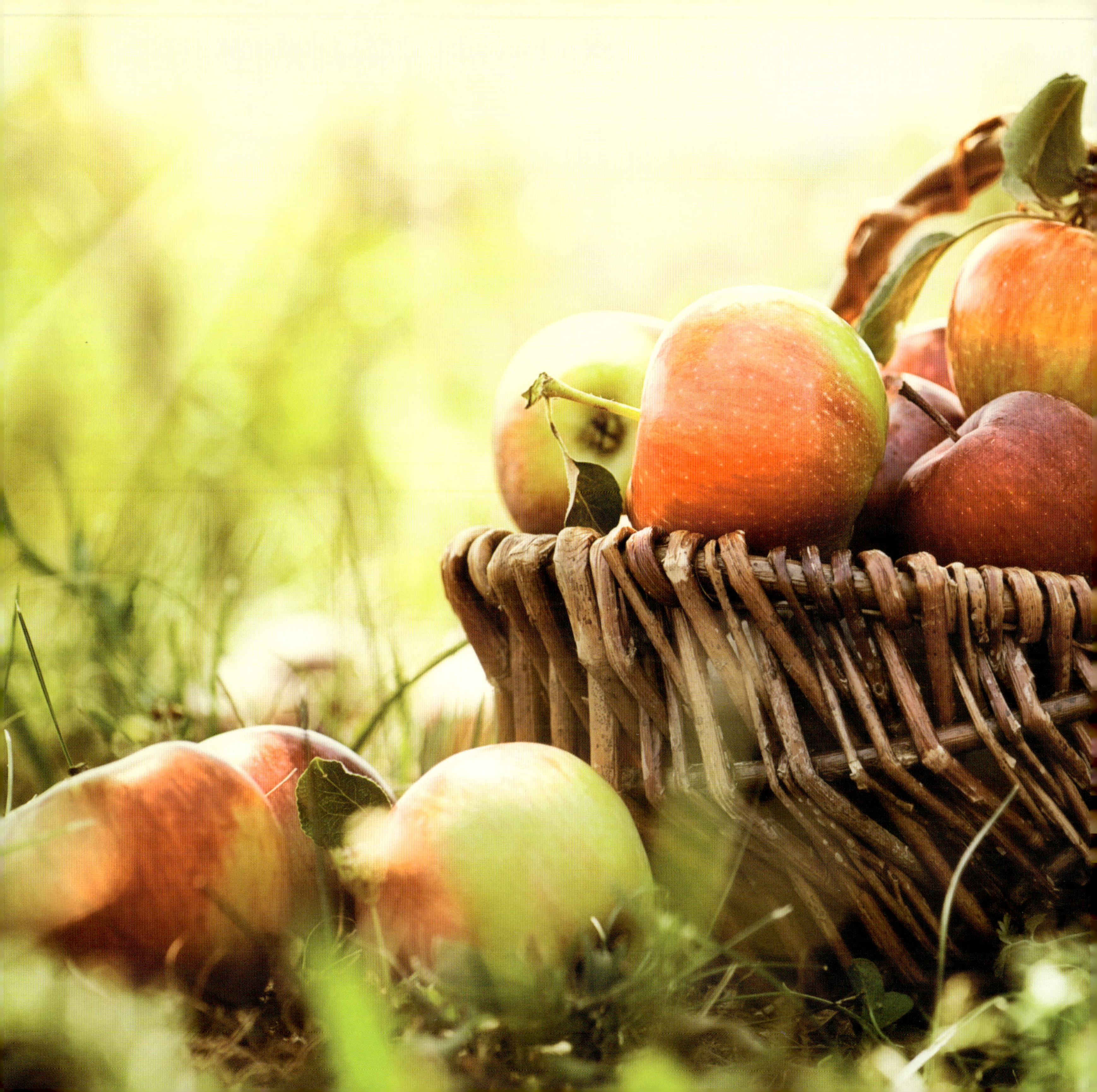

Flieder

Nun weiß ich noch, 's ist Frühling wieder.
Ich sah es nicht vor so viel Nacht
und lange hatt' ich's nicht gedacht.
Nun merk' ich erst, schon blüht der Flieder.

Wie fand ich das Geheimnis wieder?
Man hatte mich darum gebracht.
Was hat die Welt aus uns gemacht!
Ich dreh' mich um, da blüht der Flieder.

Und danke Gott, er schuf mich wieder,
indem er wiederschuf die Pracht.
Sie anzuschauen aufgewacht,
so bleib' ich steh'n. Noch blüht der Flieder.

~ Karl Kraus (1874–1936), österreichischer Schriftsteller

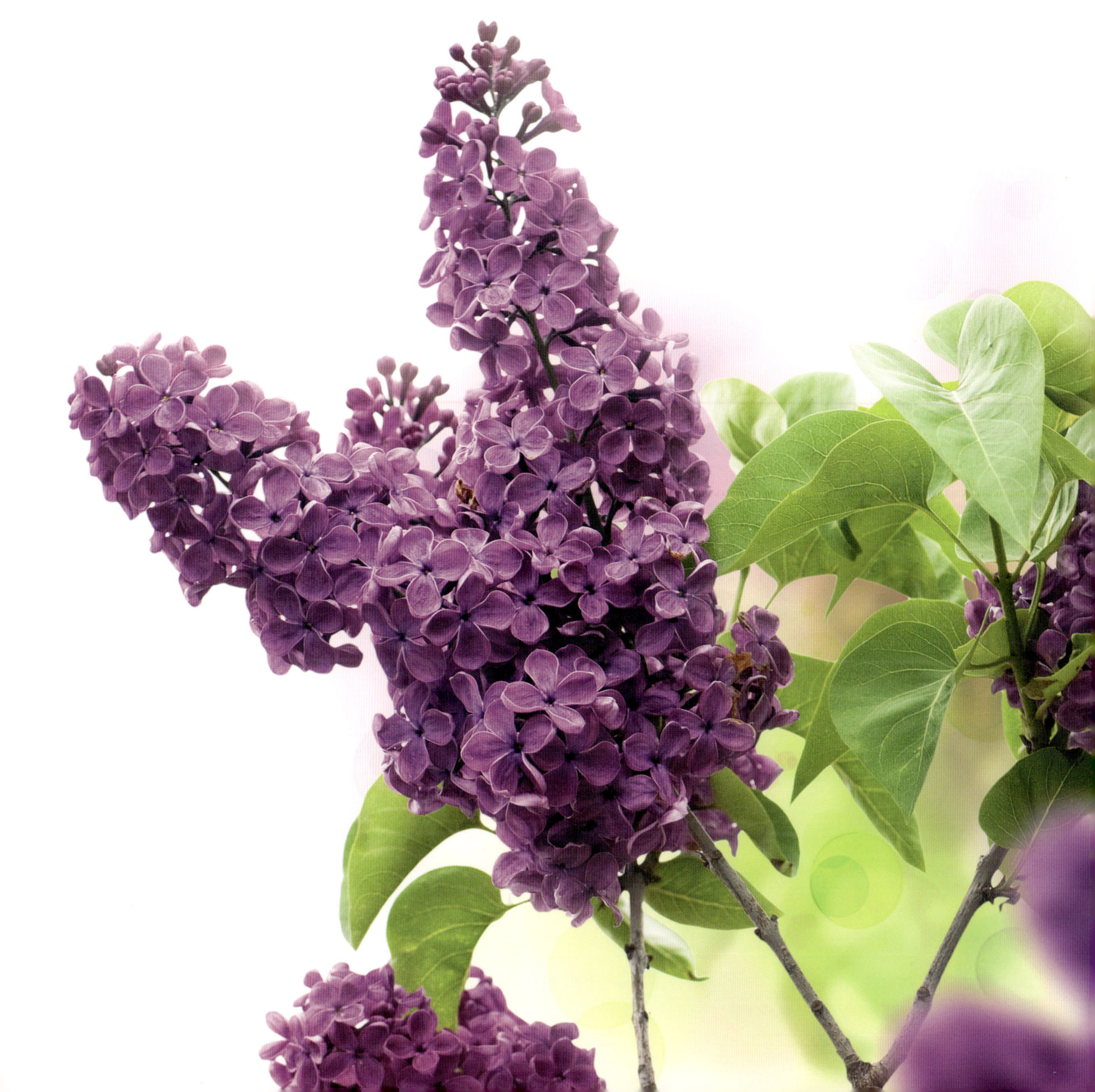

Ziehn die Schafe von der Wiese

Ziehn die Schafe von der Wiese,
Liegt sie da, ein reines Grün,
Aber bald zum Paradiese
Wird sie bunt geblümt erblühn.
Hoffnung breitet lichte Schleier
Nebelhaft vor unsern Blick:
Wunscherfüllung, Sonnenfeier,
Wolkenteilung bring' uns Glück.

~ Johann Wolfgang von Goethe (1749 –1832), deutscher Dichter

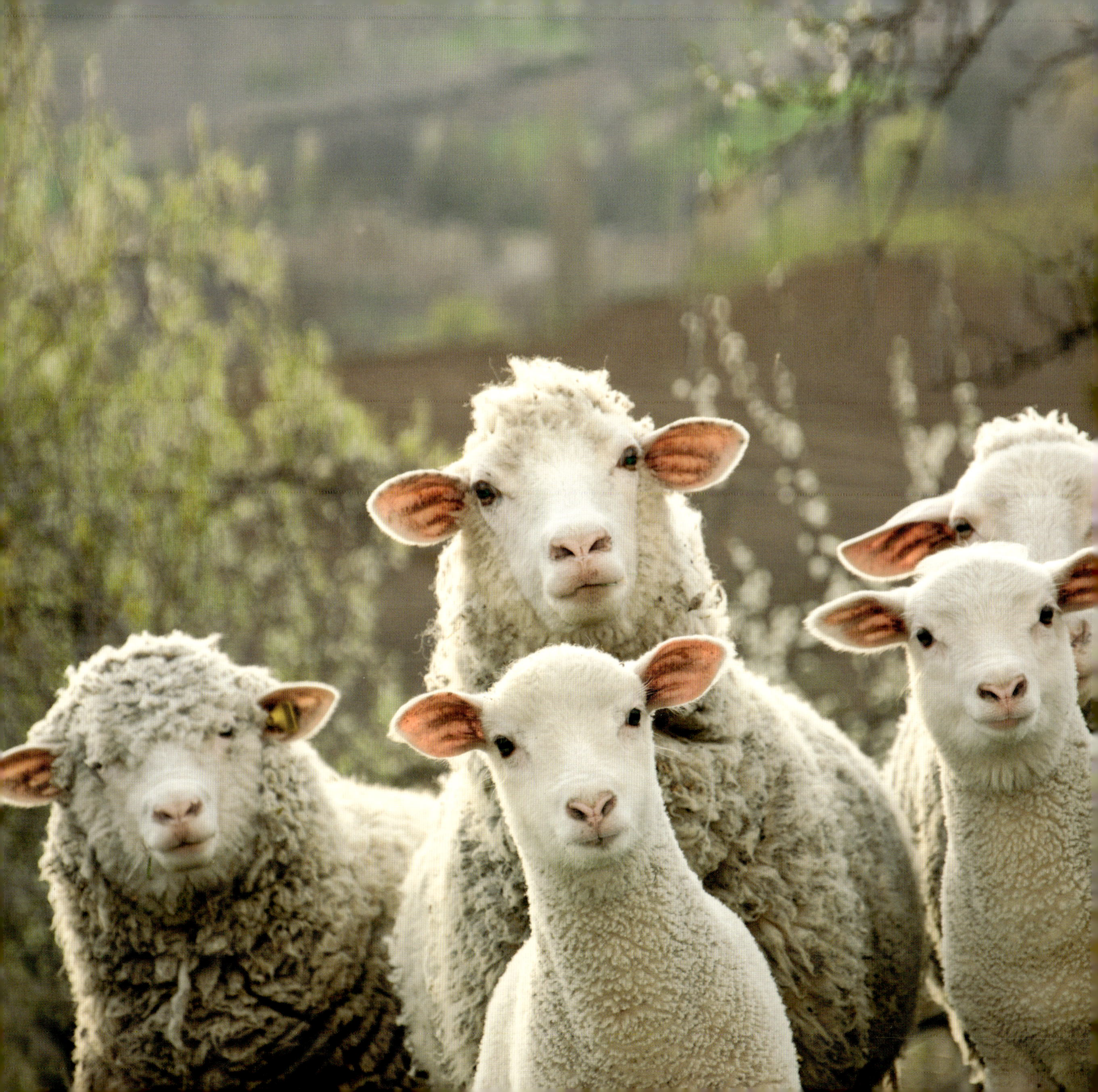

Aus dem Poesiealbum

Ein Kranz voll Blumen sei dein Leben.
Und jeder Tag bringe Freude dir.
Das Glück soll immer dich umschweben,
das ist mein Wunsch, das glaube mir.

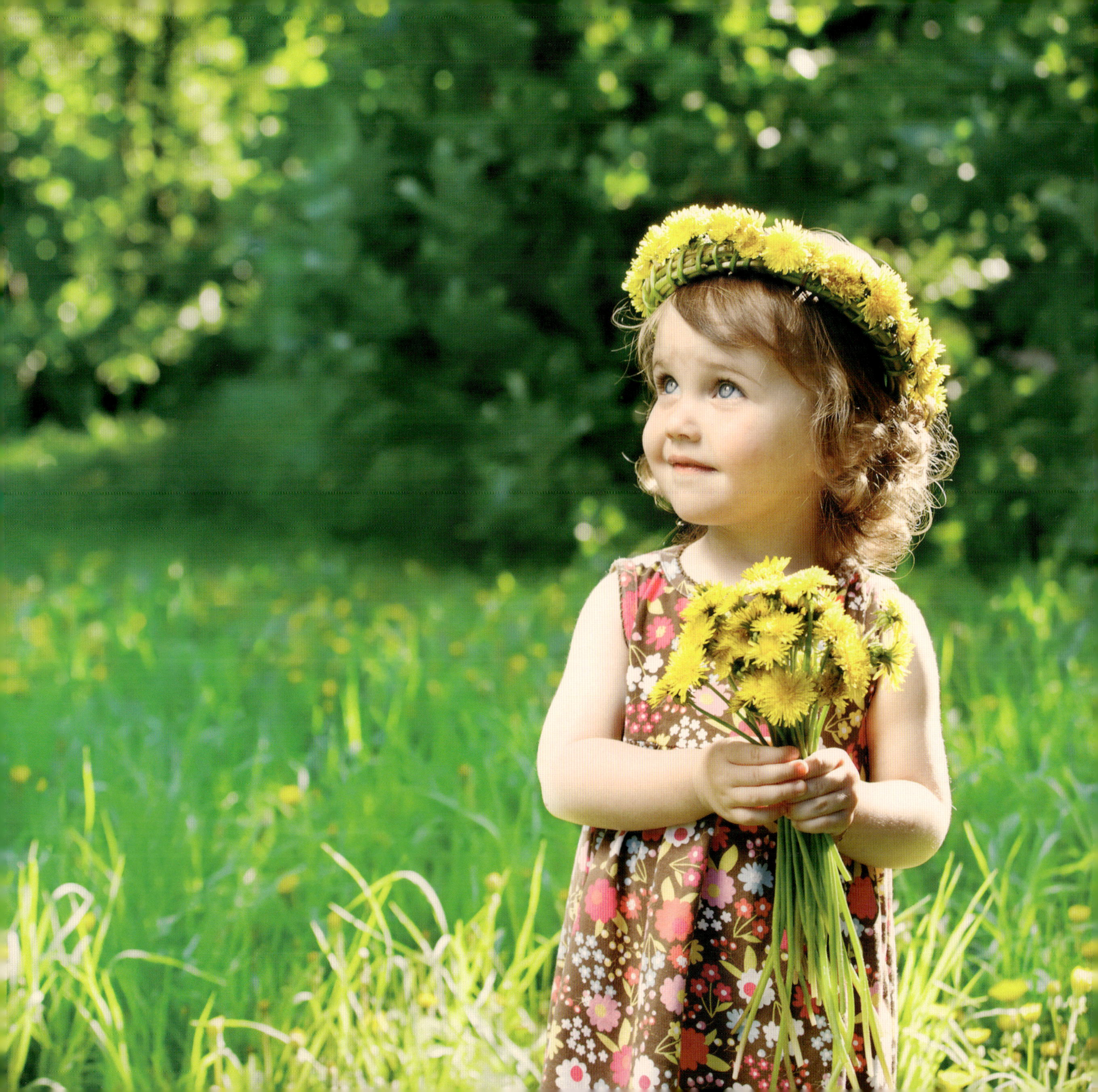

Schmetterlingsglück

Schmetterling,
so bunt,
so glücklich.
Unbeschwert
schwebst du
von Blüte
zu Blüte.
Könnte ich
für einen Tag
so glücklich sein.

© Annegret Kronenberg (*1939), deutsche Autorin

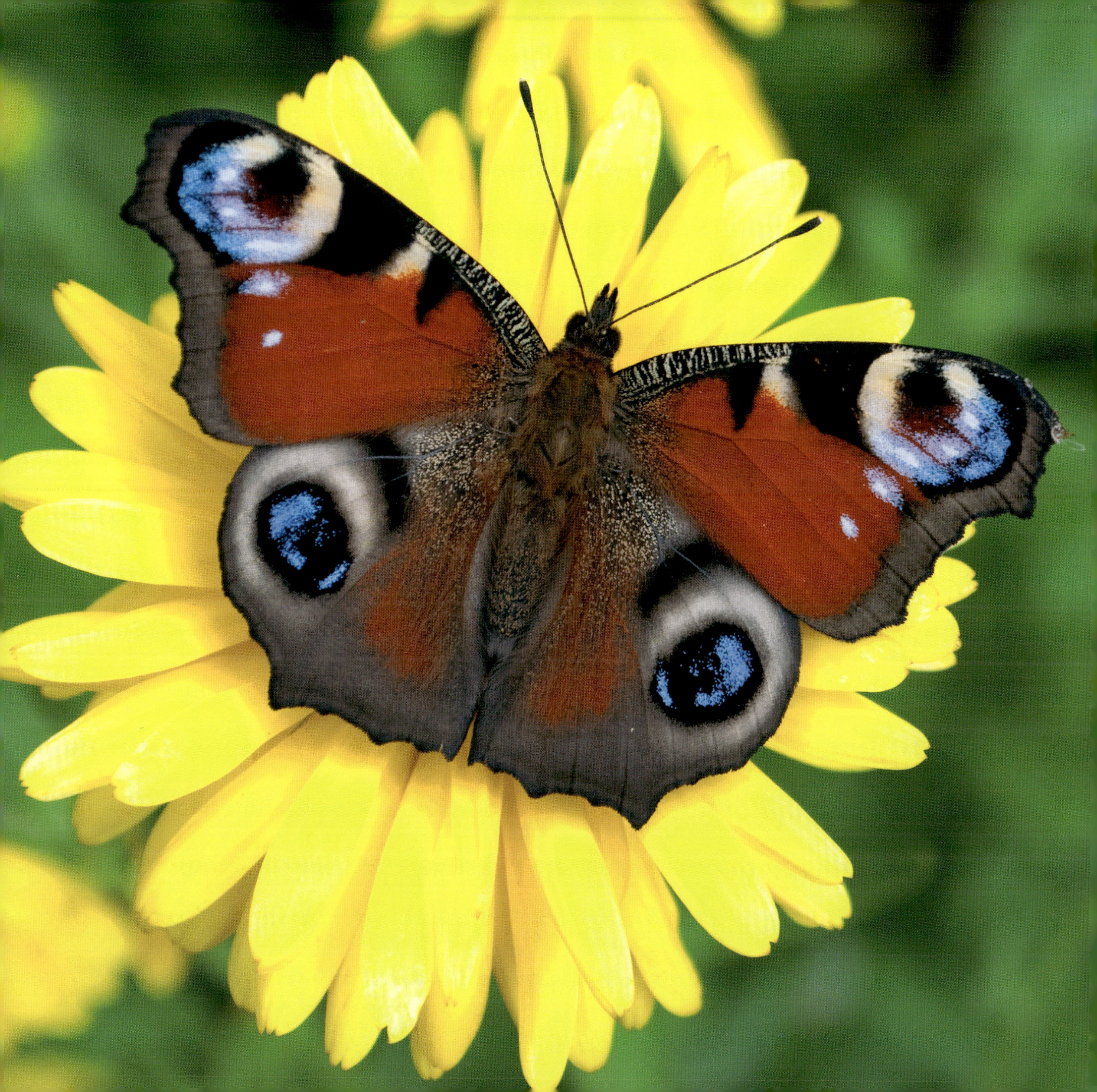

Wer nie im Morgentau
auf leicht behuftem Pferde die Welt durchstreift,
weiß nichts um des Lebens höchstes Glück.

~ unbekannter Verfasser

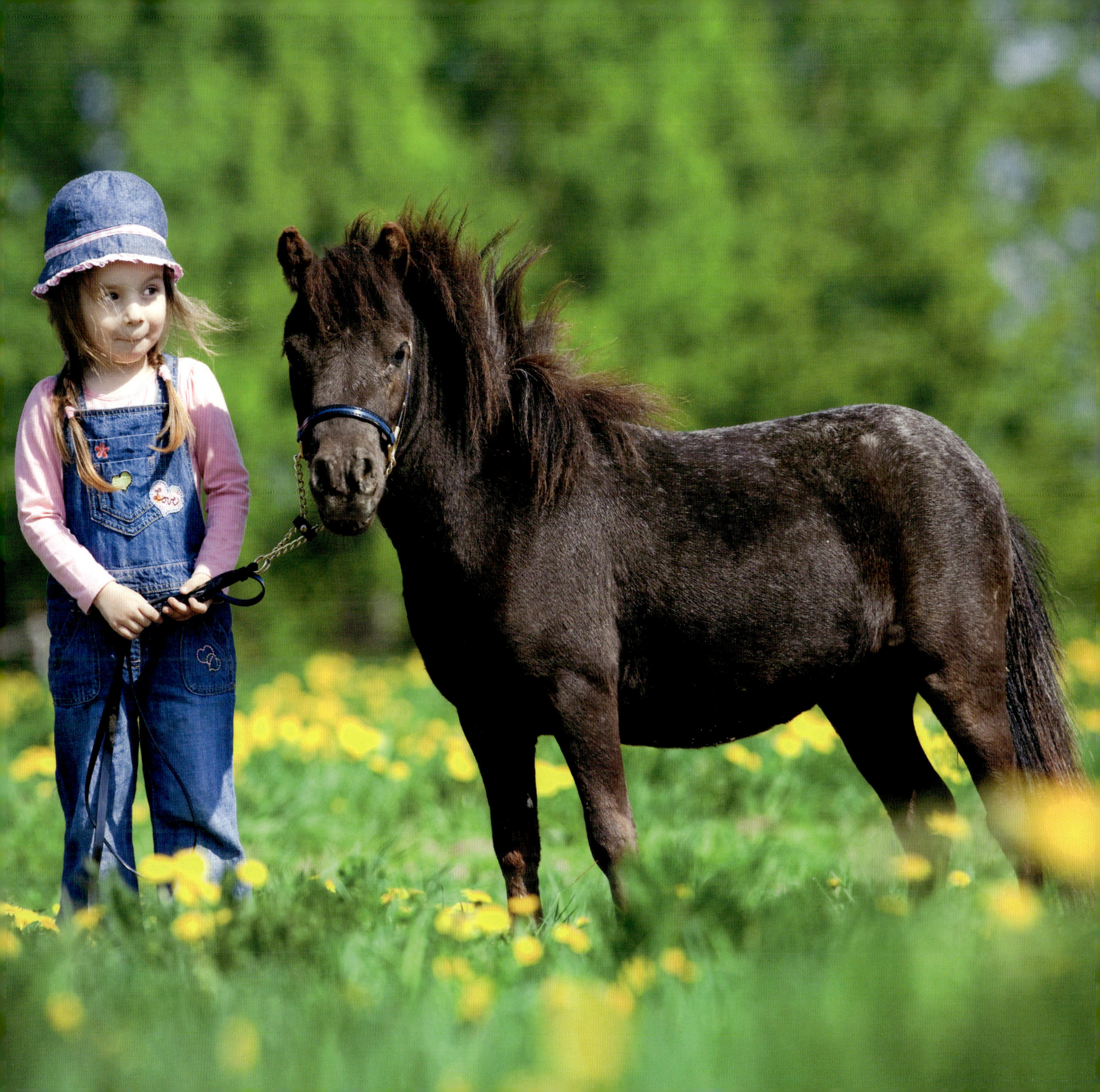

Sonnenkäfer-Lied

Erst kommt der Sonnenkäferpapa,
Dann kommt die Sonnenkäfermama!
Und hinterher ganz klimperklein
Die Sonnenkäferkinderlein.

Sie haben rote Röckchen an
Mit schönen schwarzen Punkten dran.
Sie machen ihren Sonntagsgang
An unserm Fensterbrett entlang.

~ Kinderlied (1913)
Text: Else Marie Bülau
Melodie: Georg Semper

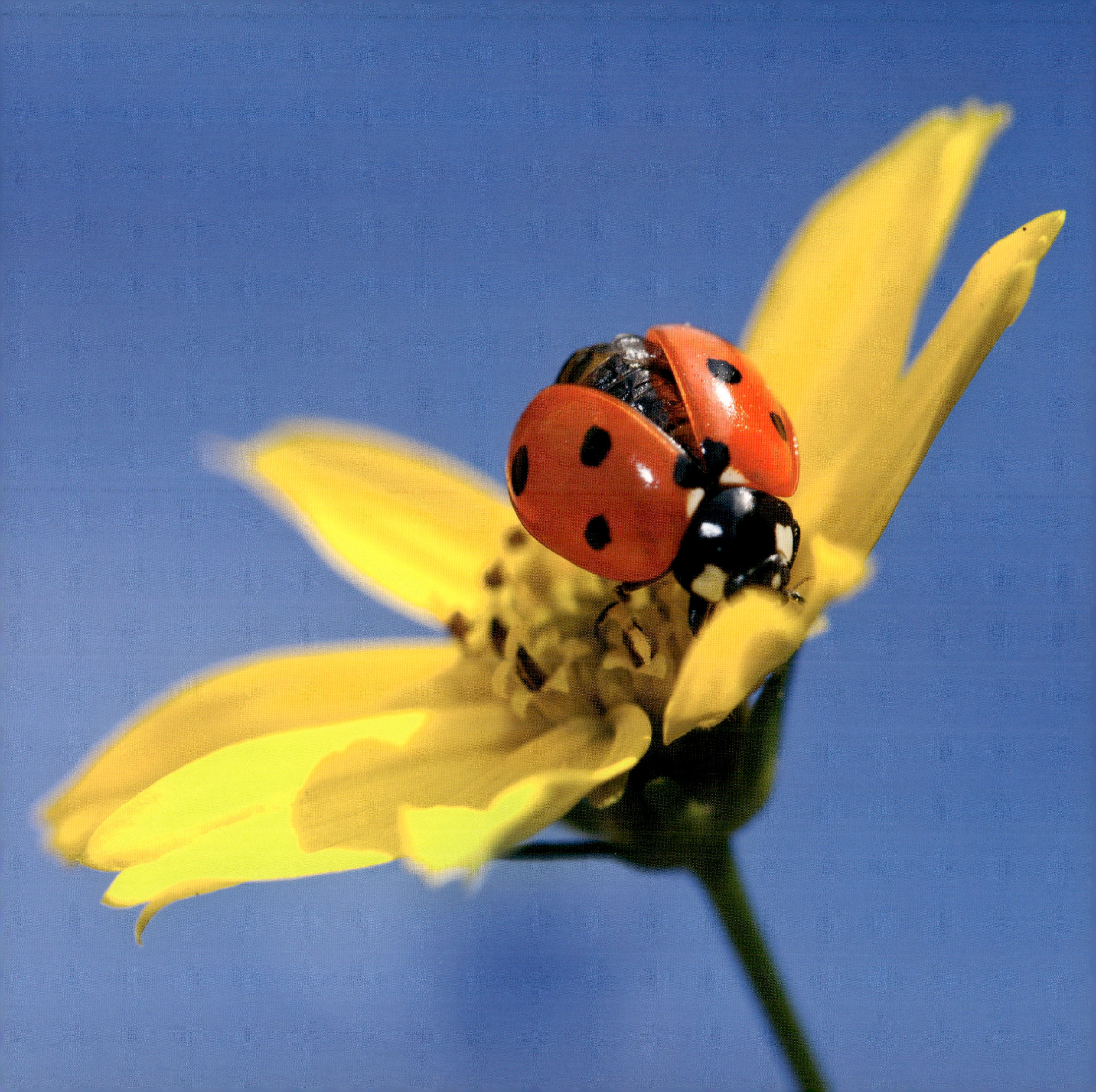

Wenn Du Kartoffeln oder Spargel isst,
schmeckst Du den Sand der Felder und den Wurzelsegen,
des Himmels Hitze und den kühlen Regen,
kühles Wasser und den warmen Mist.

~ Carl Zuckmayer (1896–1977), deutscher Schriftsteller

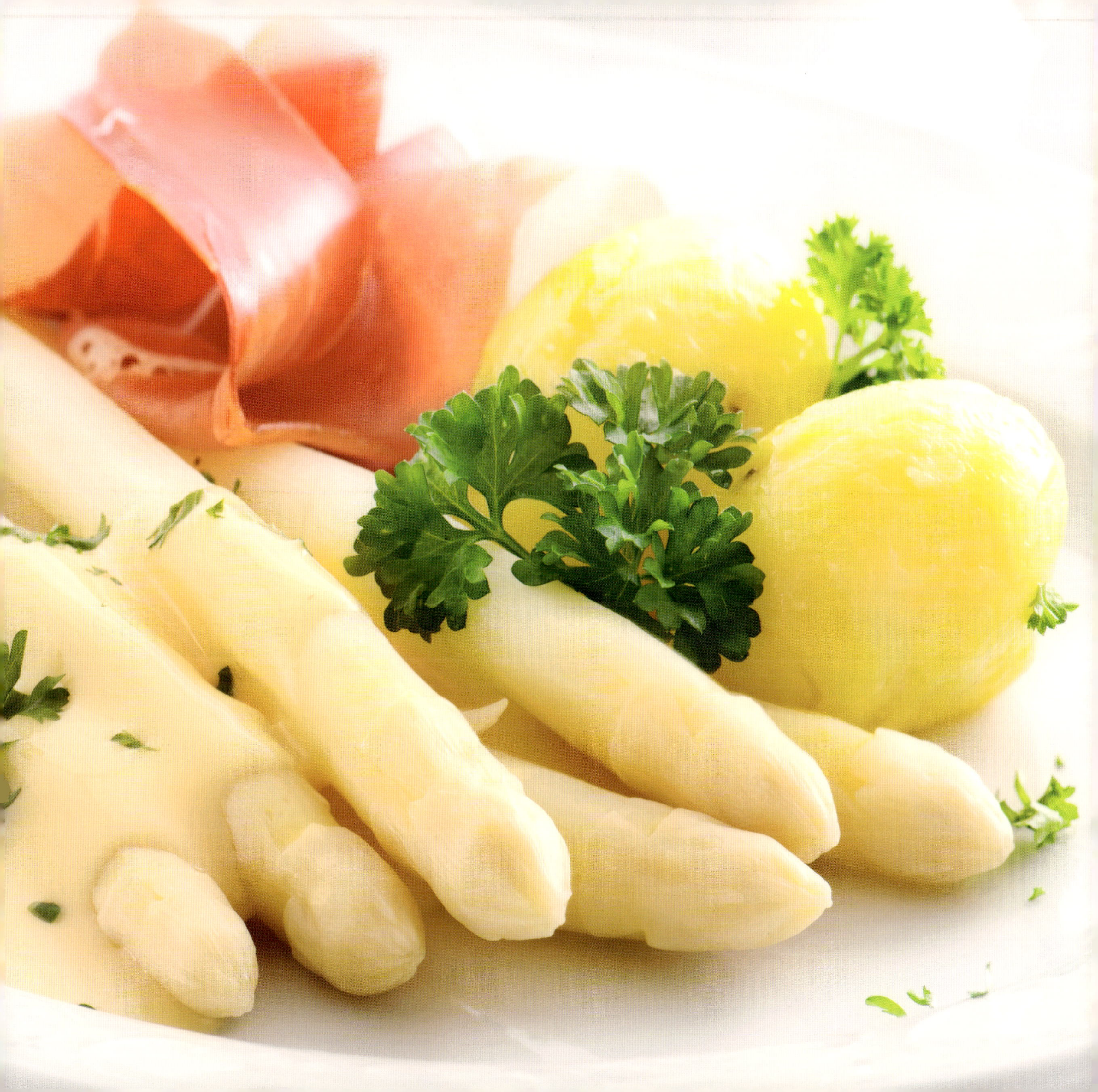

Erdbeerlese

Elise.
Wohin, wohin, ihr lieben Mädchen?
Sophiechen, Mariechen und Gretchen und Käthchen?

Sophie.
Wir wollen im Schatten
Der hohen Buchen
Auf grünen Matten
Erdbeeren uns suchen.

Elise.
Erdbeeren, sie lachen von fern mich schon an,
Ich hab' so recht meine Freude daran.
So oft ich sie kostete, hab' ich gedacht,
Gott hat sie wohl nur für die Engel gemacht.
So duftig, so schön von Farb' und Gestalt,
Die herrlichste Frucht im ganzen Wald!
O könnt' ich sie pflücken
An jedem Ort,
Ich würde mich bücken
In Einem fort!

Gretchen.
Doch um gut sie heimzubringen,
Mein' ich, wird es nöthig sein,
Daß wir jetzt vor allen Dingen
Körbchen flechten, groß und klein.
Seht, dort am Graben
Sind Binsen zu haben!

Alle.
Laßt uns denn aus Binsen winden
Körbchen groß und klein!
Alle Beeren, die wir finden,
Legen wir darein.

Mariechen und Käthchen.
Welch Entzücken! Erdbeer'n suchen
Und im Schatten bei den Buchen
Auf den Matten Erdbeer'n pflücken!
Wollt's uns glücken! Welch Entzücken!

Alle.
Es wird uns glücken,
Wir werden sie pflücken!
Klein ist die Mühe, groß der Gewinn:
Heissa vallera! Zum Walde hin!

~ August Heinrich Hoffmann von Fallersleben (1798–1874), deutscher Dichter

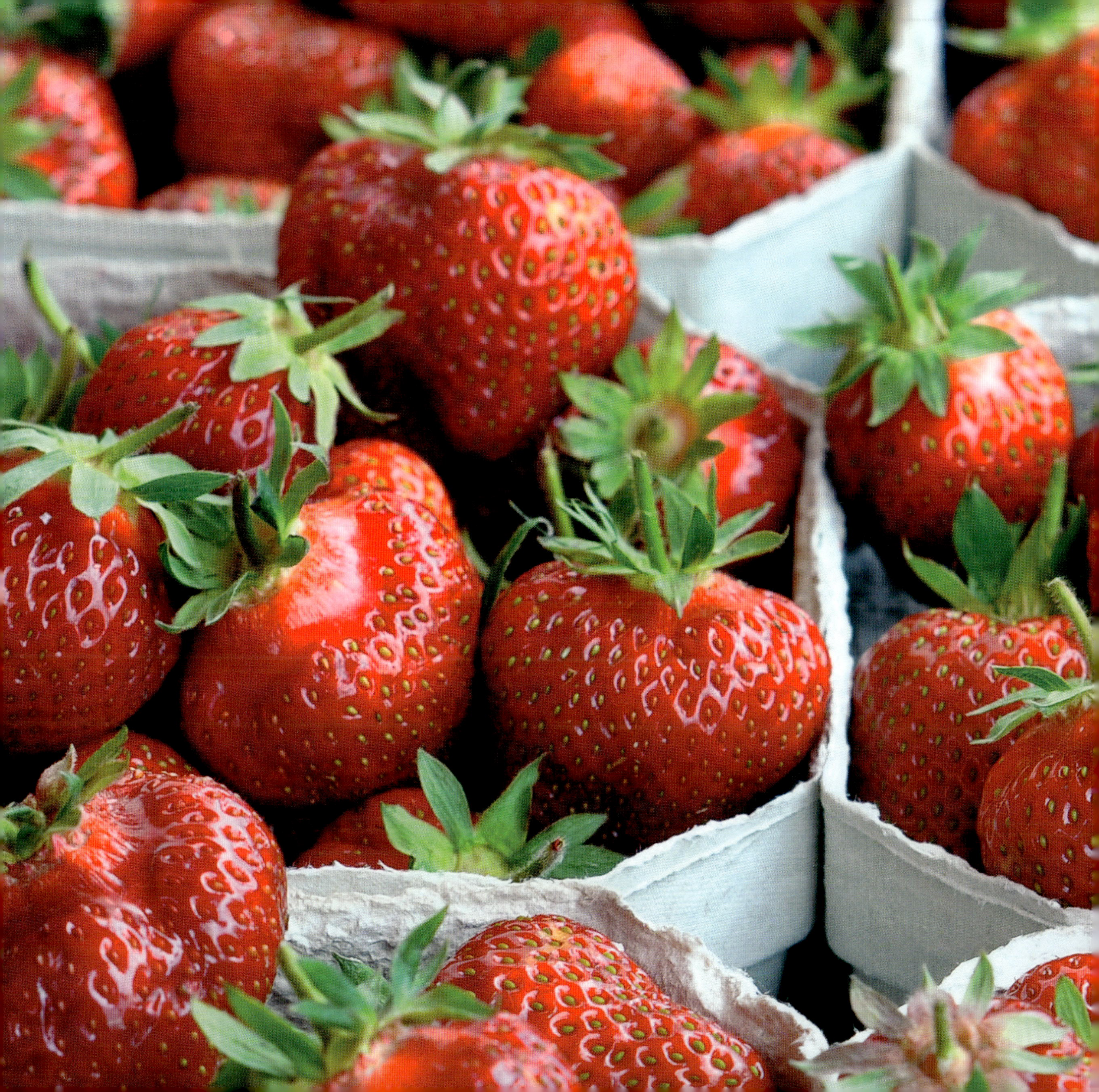

Das Reisen will uns eines lehren:
Das Schönste bleibt stets, heimzukehren.
Aufenthalt im fremden Land
mehrt und kräftigt den Verstand.

~ Spanische Weisheit

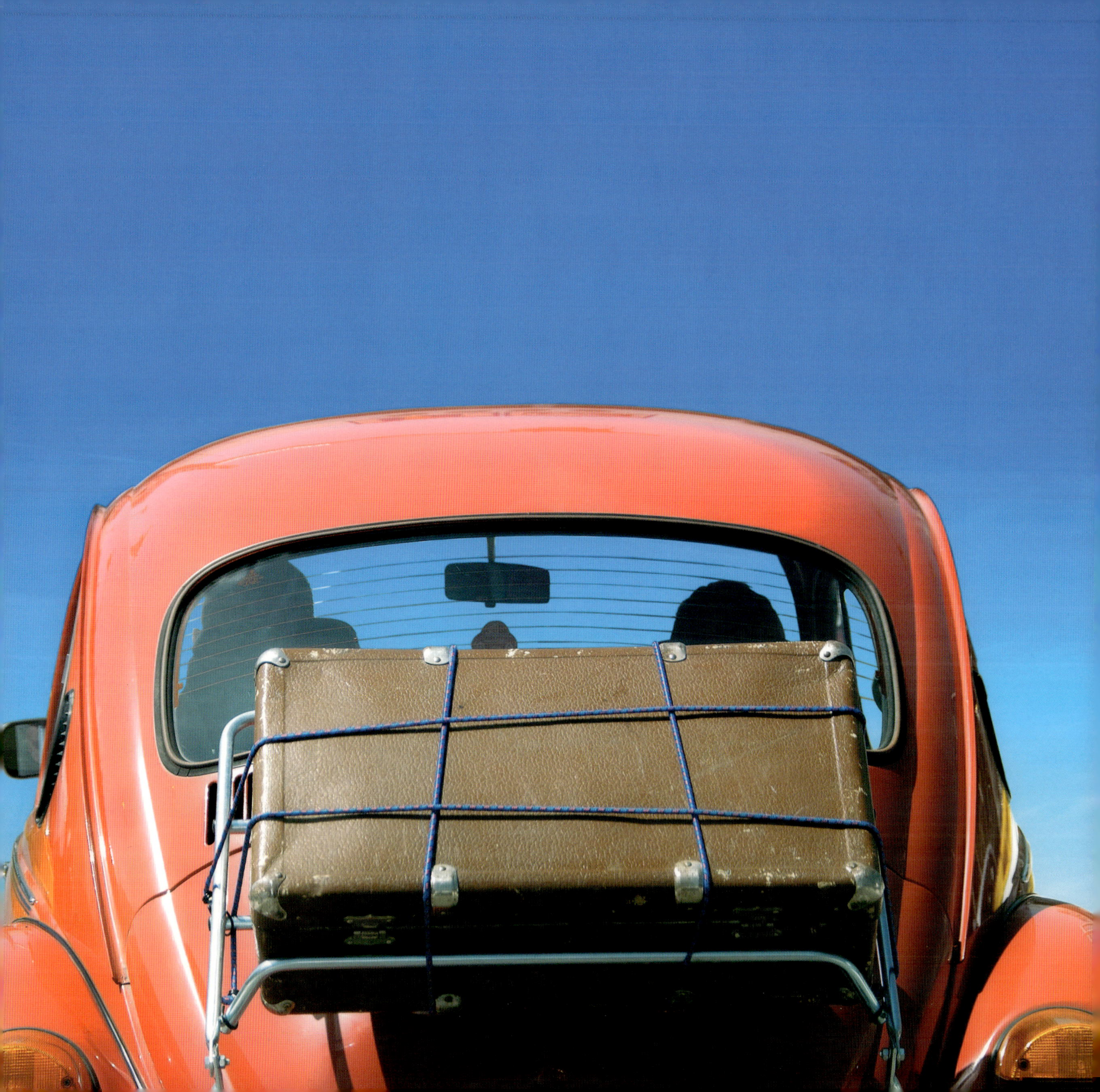

Der Gardasee

Fläche: 369,98 Quadratkilometer

Länge: 51,6 Kilometer

Breite: 17,2 Kilometer

Tiefe (tiefster Punkt): 346 Meter

Der Gardasee (italienisch „Lago di Garda“ oder „Bènaco“) ist der größte See Italiens. Er liegt zwischen den Alpen im Norden und der Po-Ebene im Süden.
Der Norden des Sees gehört zur Region Trentino-Südtirol, der Westen zur Lombardei und der Osten zu Venetien.
Der Nordteil des Gardasees gehörte bis 1918 zu Österreich-Ungarn.

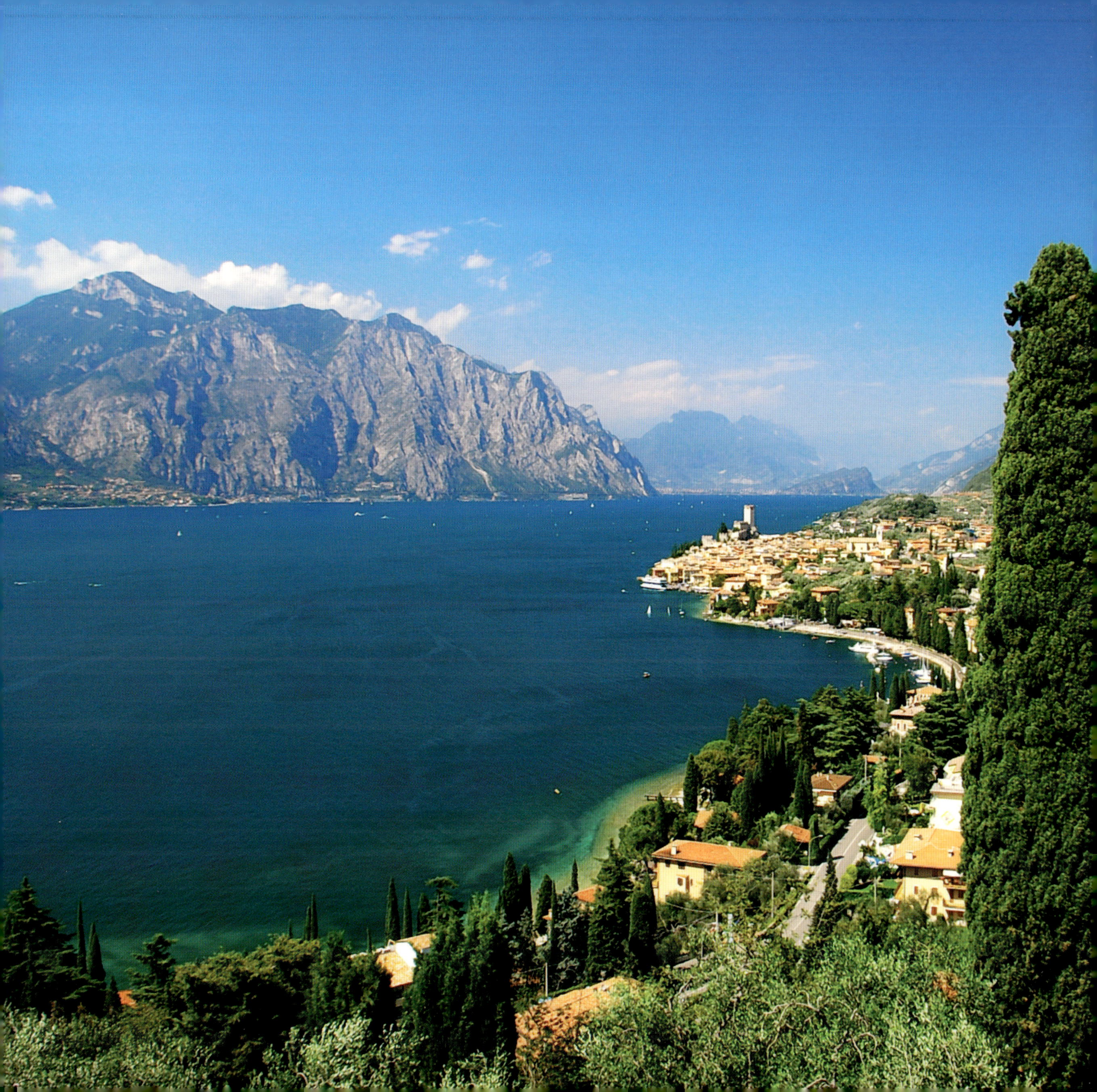

Venedig

An der Brücke stand
jüngst ich in brauner Nacht.
Fernher kam Gesang;
goldener Tropfen quoll's
über die zitternde Fläche weg.
Gondeln, Lichter, Musik –
trunken schwamm's in die Dämmrung hinaus …

Meine Seele, ein Saitenspiel,
sang sich, unsichtbar berührt,
heimlich ein Gondellied dazu,
zitternd vor bunter Seligkeit.
– Hörte ihr jemand zu?

~ Friedrich Nietzsche (1844 –1900), deutscher Philologe

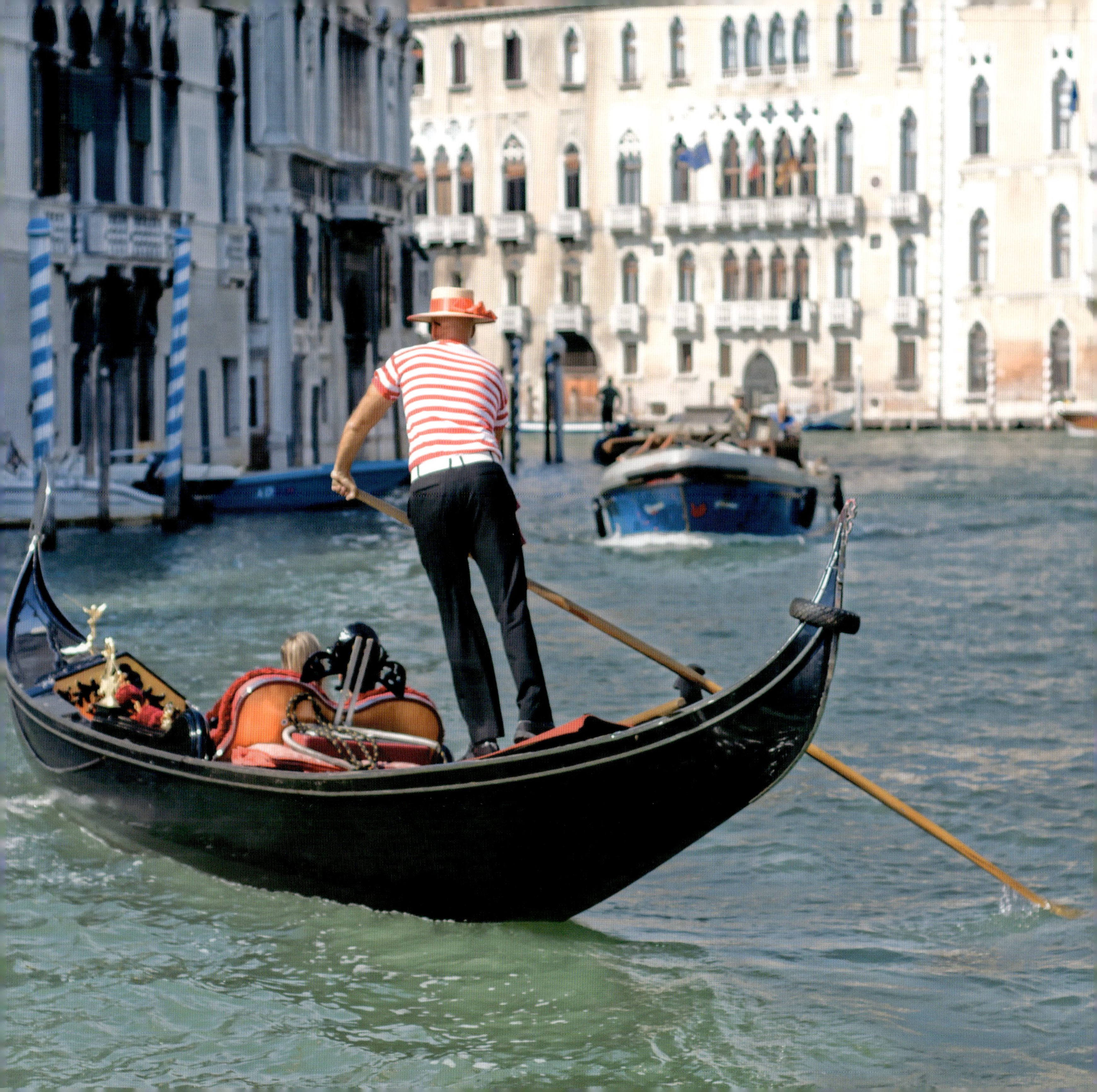

In den Kirschen

Schwellende Kirschen
Strotzend vom Saft,
Fröhliche Wangen
Blühend in Kraft!
Rötet die Kirsche sich,
Bald ist's getan;
Bräunt sich die Wange,
Fängt's Leben recht an!

~ Robert Reinick (1805–1852), deutscher Dichter und Maler

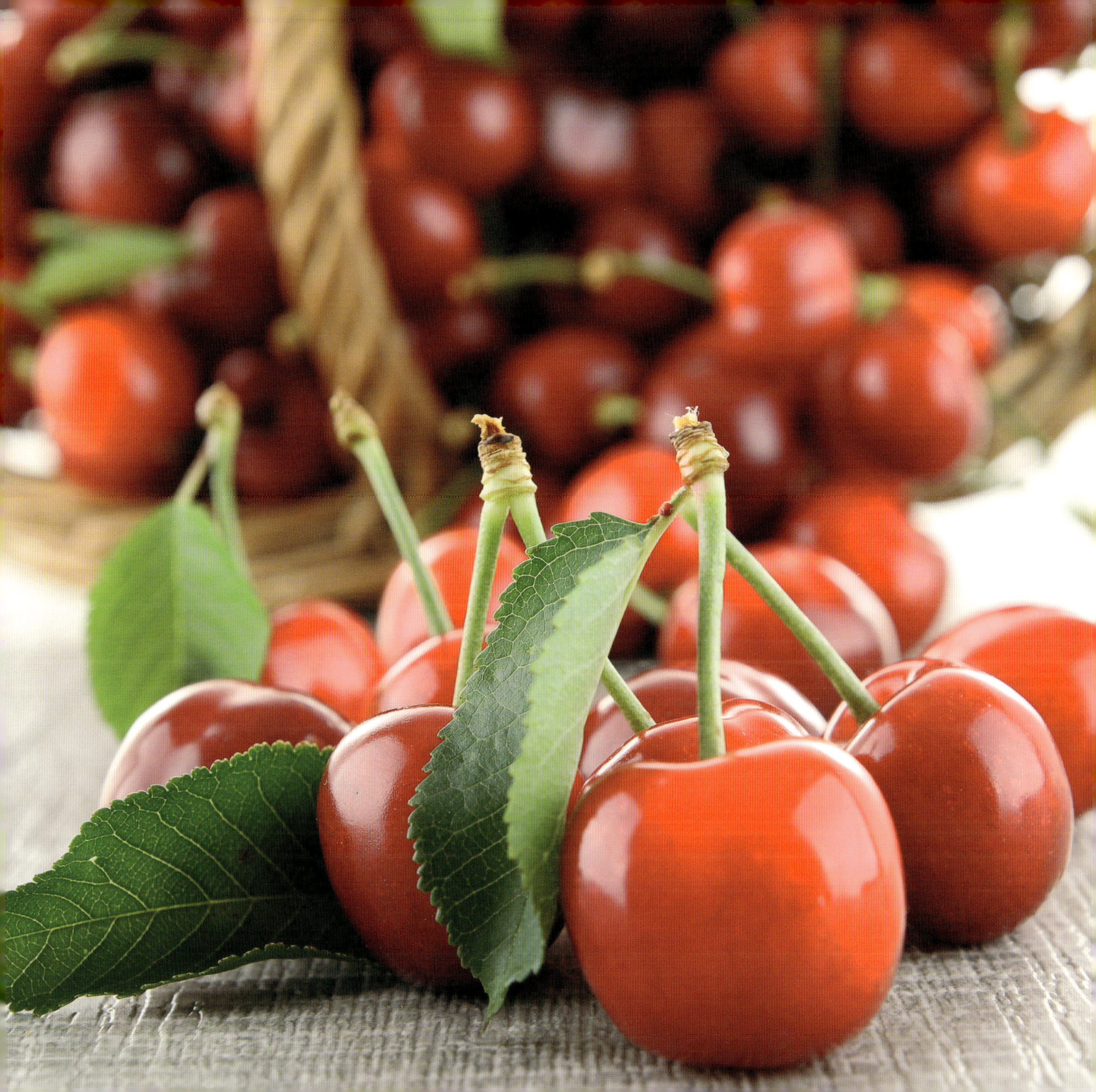

Der Königssee

Fläche: 5,22 Quadratkilometer

Länge: 7,195 Kilometer

Breite: 1,225 Kilometer

Tiefe (tiefster Punkt): 190 Meter

Der Königssee ist tief in das ihn umgebende Gebirge eingeschnitten. Die seitlich aufragenden, weitgehend bewaldeten Berghänge werden im Süden von Felswänden, dem „Steinernen Meer", überragt. Am nördlichen Ufer des Königssees befindet sich der „Malerwinkel", ein beliebter Aussichtspunkt mit Blick auf die Wallfahrtskapelle St. Bartholomä sowie auf die Schönfeldspitze, einen der höchsten Berggipfel des Steinernen Meeres.

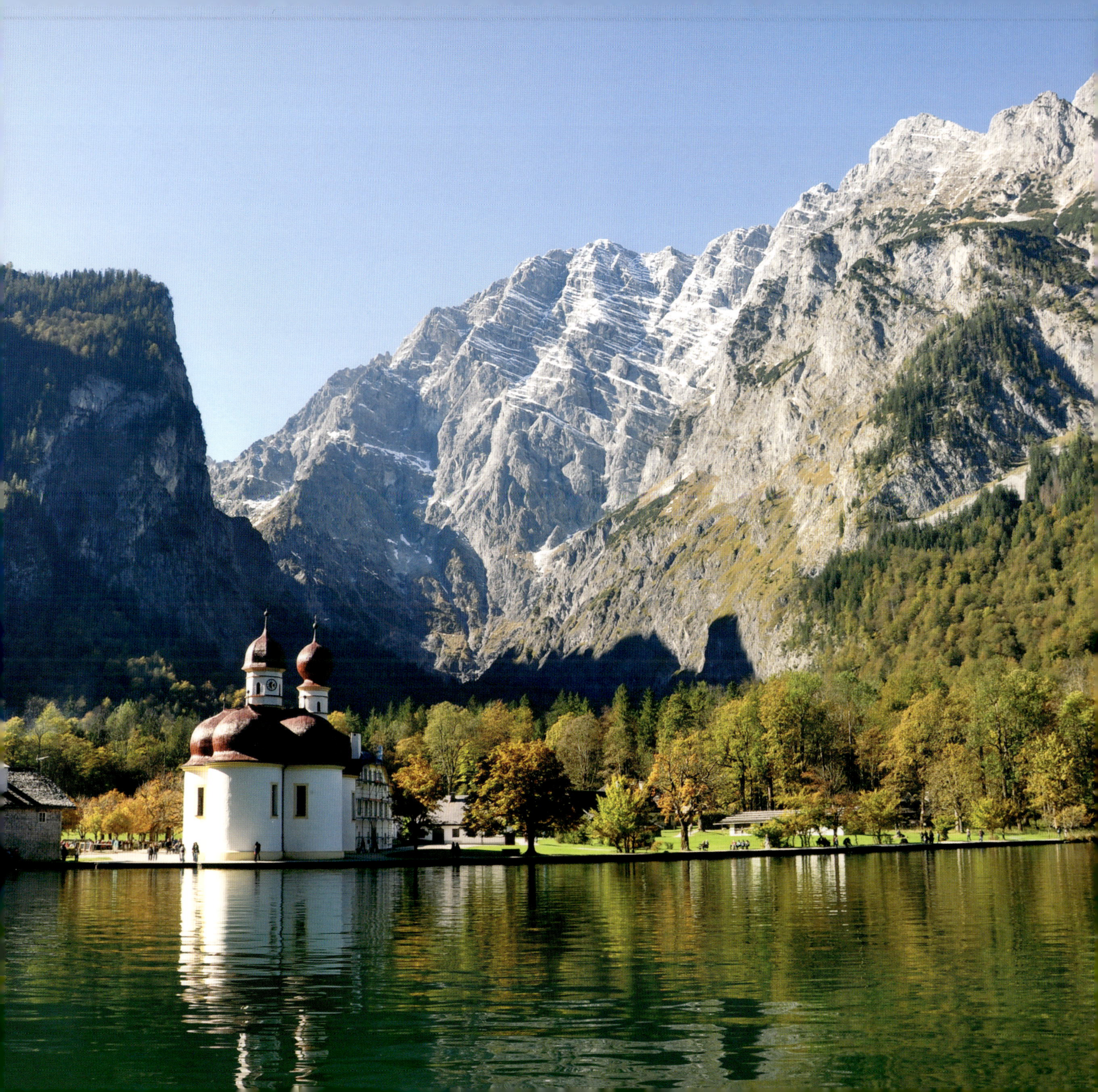

Meine Fahrt mit dem Heißluftballon

Es stimmt fürwahr,
drum glaubt es schon,
der Adalbert,
er fuhr Ballon.

Die Ballonfahrt war ein Traum,
man hebt ab und merkt es kaum,
ganz ruhig fährt man himmelwärts,
da freut sich einfach jedes Herz.

Es ist ein Gefühl für jedermann,
das man nicht so leicht beschreiben kann,
in luftigen Höhen ist man frei,
man spürt es, freut sich und ist dabei.

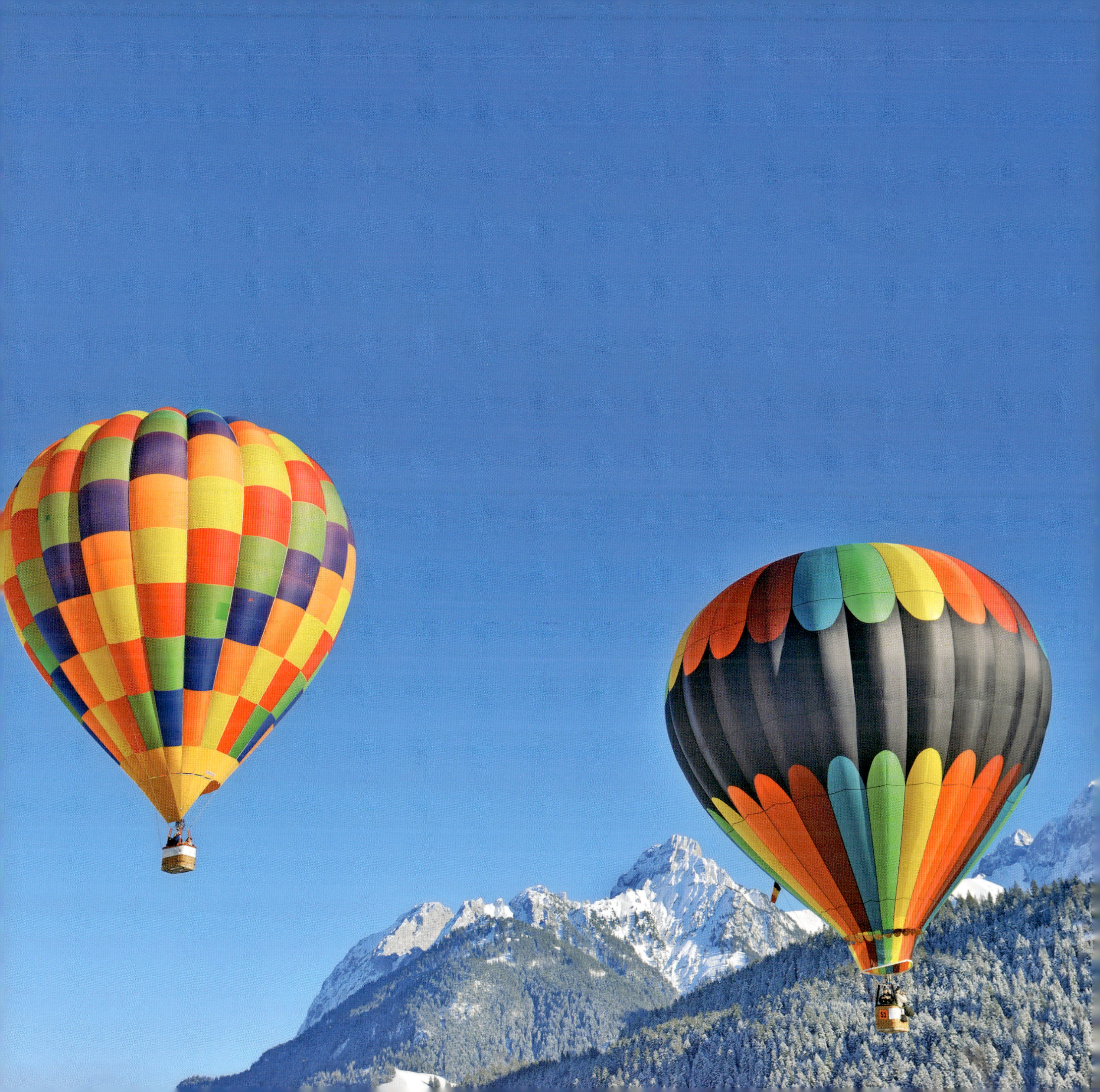

Schloss Neuschwanstein

Das Schloss Neuschwanstein steht oberhalb von Hohenschwangau bei Füssen im südlichen Bayern. Der Bau wurde ab 1869 für den bayerischen König Ludwig II. errichtet.
Neuschwanstein ist das berühmteste Schloss Ludwigs II. und heute eine der bekanntesten Sehenswürdigkeiten Deutschlands.
Mehr als 1,3 Millionen Touristen besuchen das Schloss jährlich.

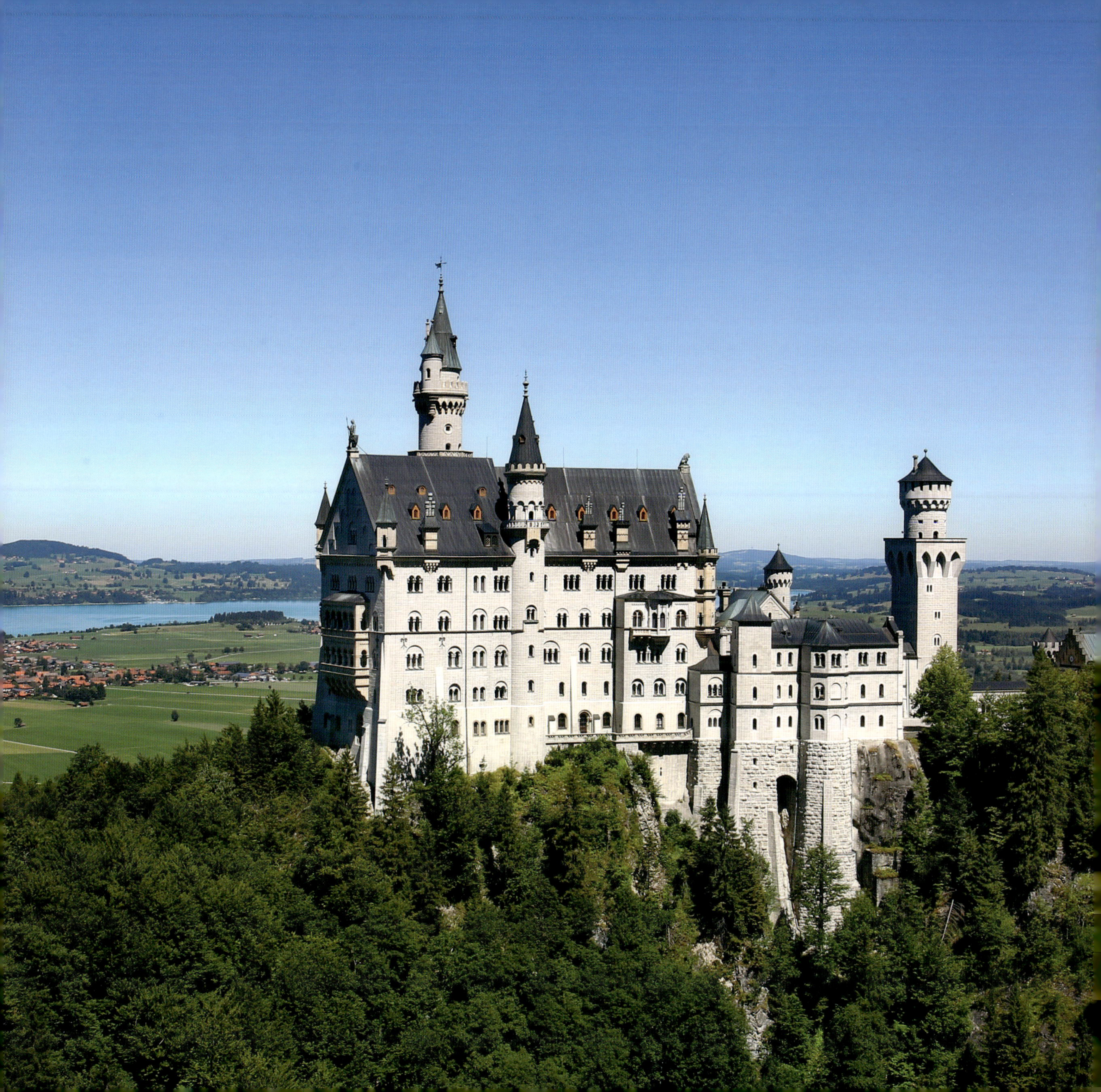

Musik ist die schönste Kunst,
einem Menschen zu sagen,
was man wirklich für ihn empfindet.

~ Sinnspruch

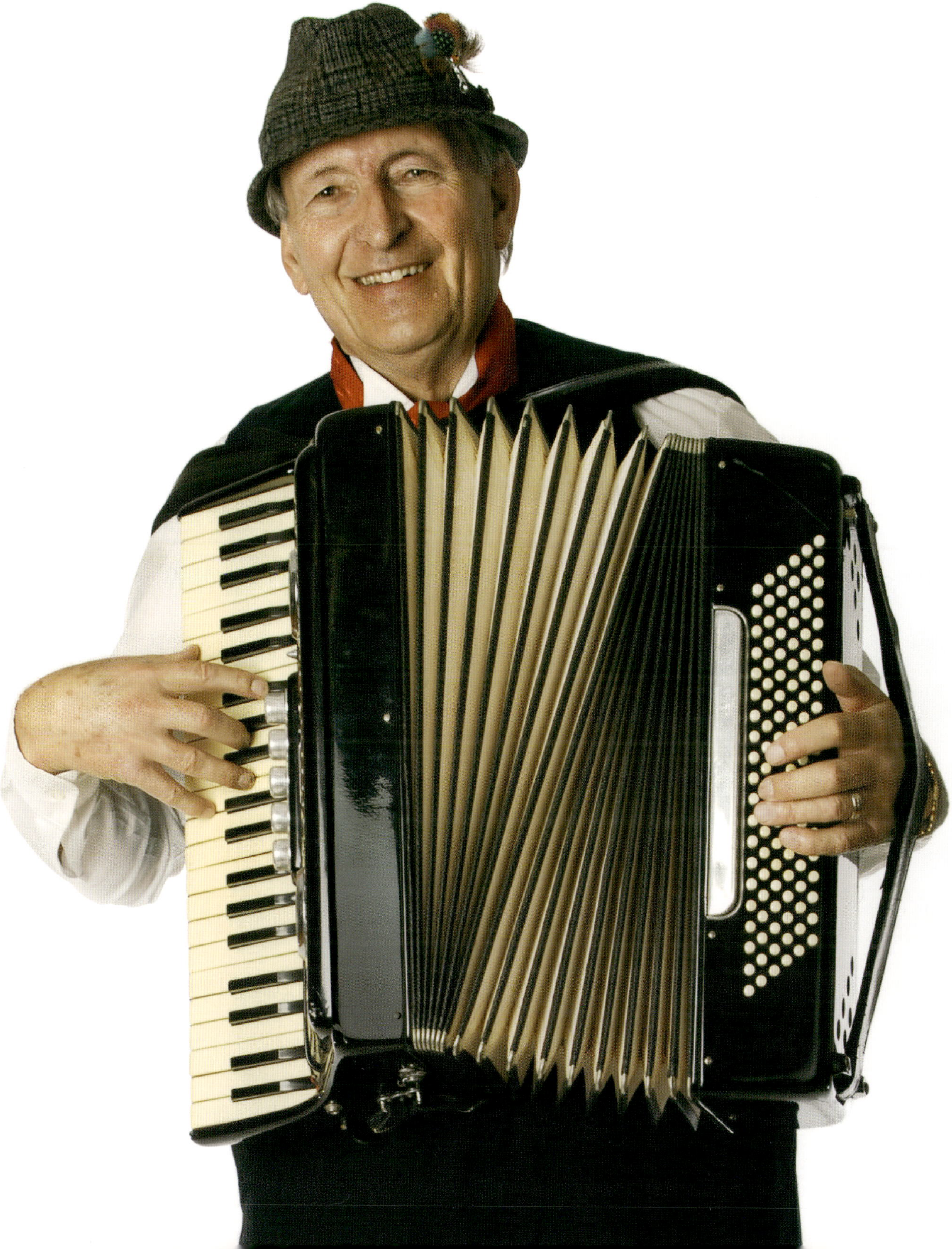

O Schwarzwald, o Heimat

O Schwarzwald, o Heimat, wie bist du so schön!
Wie locken das Herz deine schwarzdunkeln Höh´n
Zum fröhlichen Wandern in Hochsommerzeit,
Zum Rasten in heimlicher Einsamkeit,
Im traulichen Mühlgrund, bei Quellengetön –
O Schwarzwald, o Heimat, wie bist du so schön!

~ Volkslied
Text: Ludwig Auerbach (1840–1882)
Musik: Franz Wilhelm Abt (1819–1885)

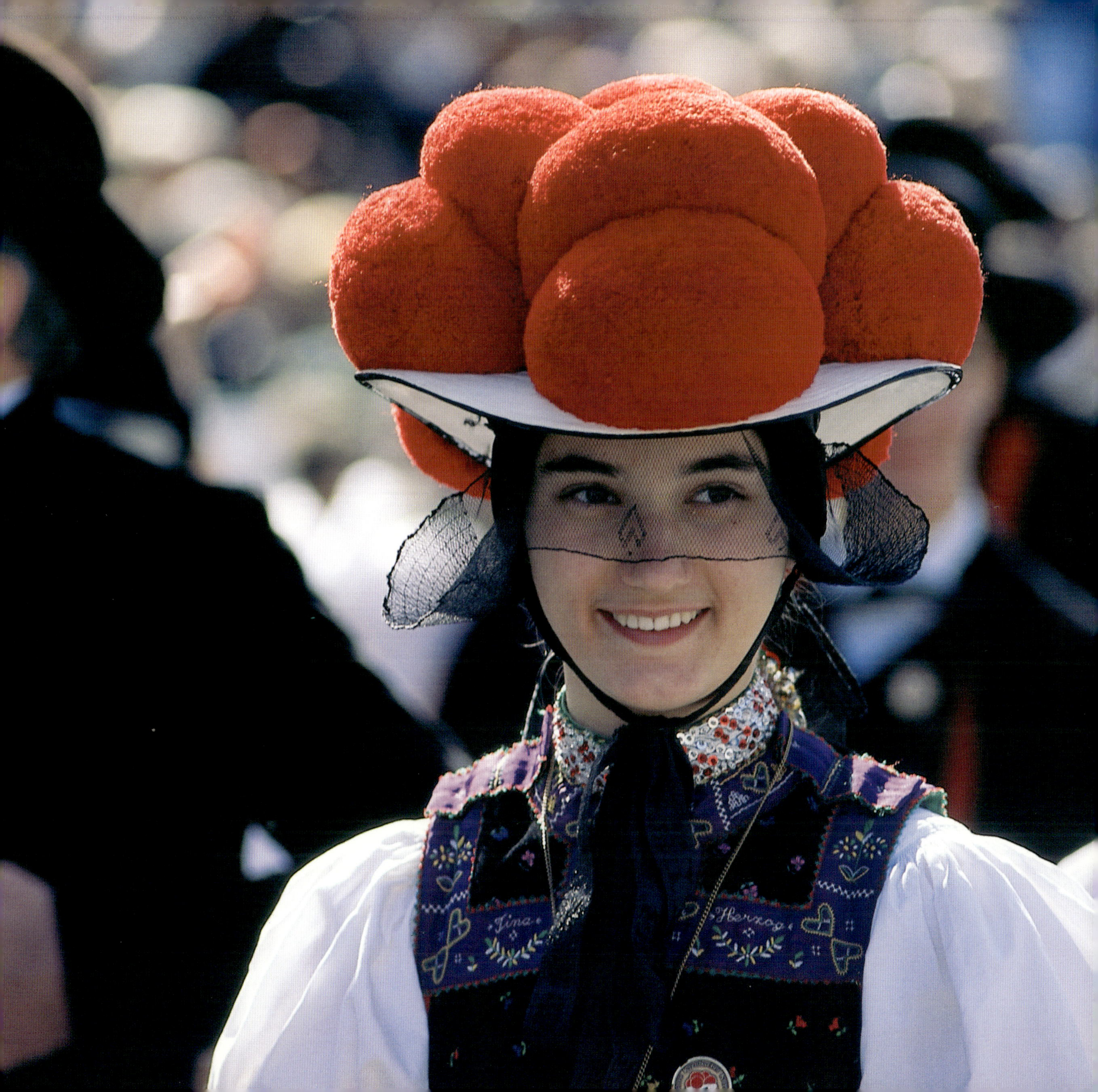
Tina
Herzog

Aber kein Genuss ist vorübergehend, denn der Eindruck, den er hinterlässt, ist bleibend.

~ Johann Wolfgang von Goethe (1749–1832), deutscher Dichter

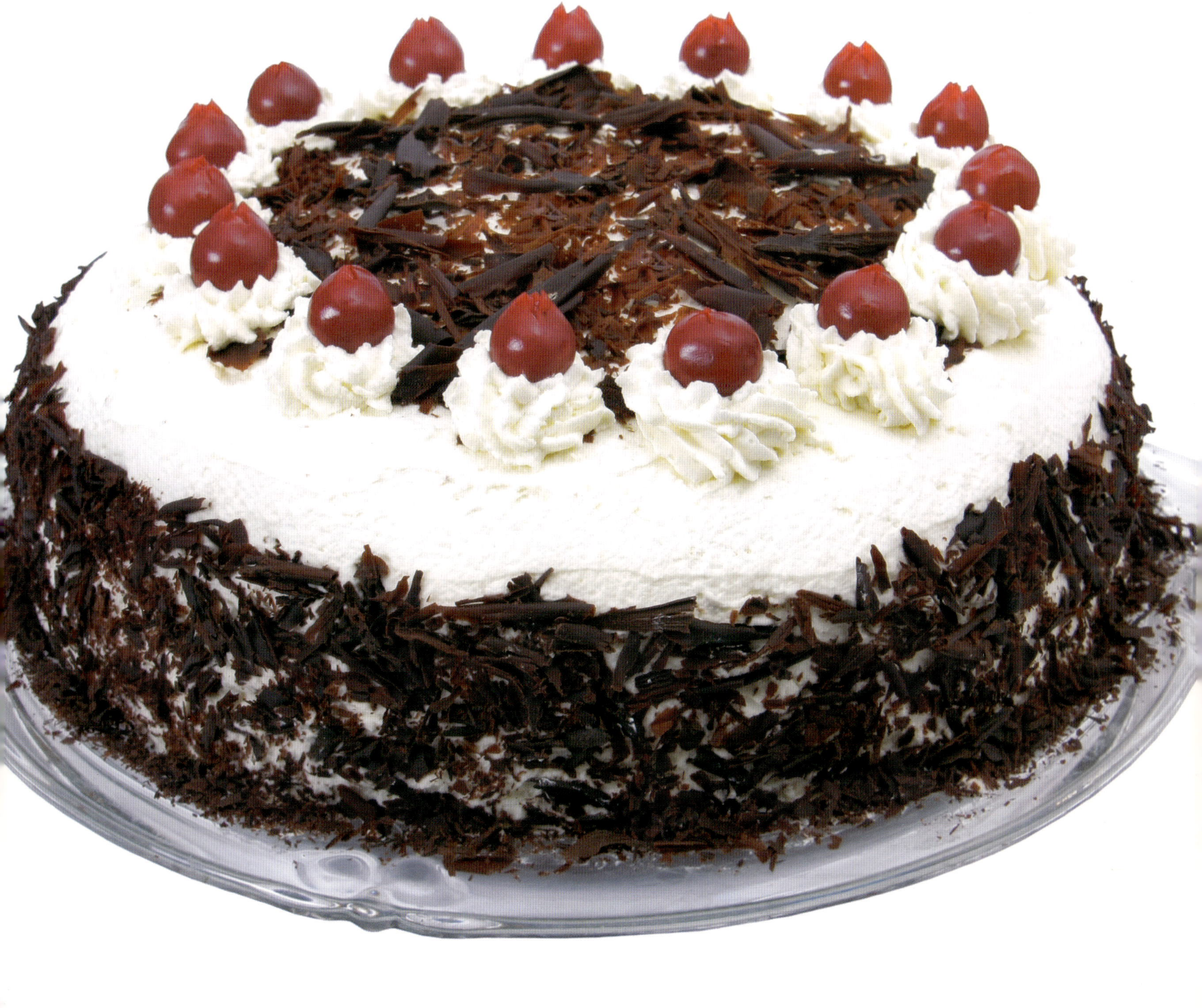

Konstanz am Bodensee

(...)

Und Konstanz liegt am Bodensee
durchströmt vom jungen Rhein
des Hegaus Berge winken
im gold´nen Sonnenschein

Refrain:
Drum grüß ich Dich, mein Badner Land,
du edle Perl im Deutschen Land!
Frischauf, frischauf,
frischauf, frischauf,
frischauf, frischauf, mein Badner Land.

(...)

~ Strophe über die Stadt Konstanz aus dem Volkslied „Das Badner Lied"

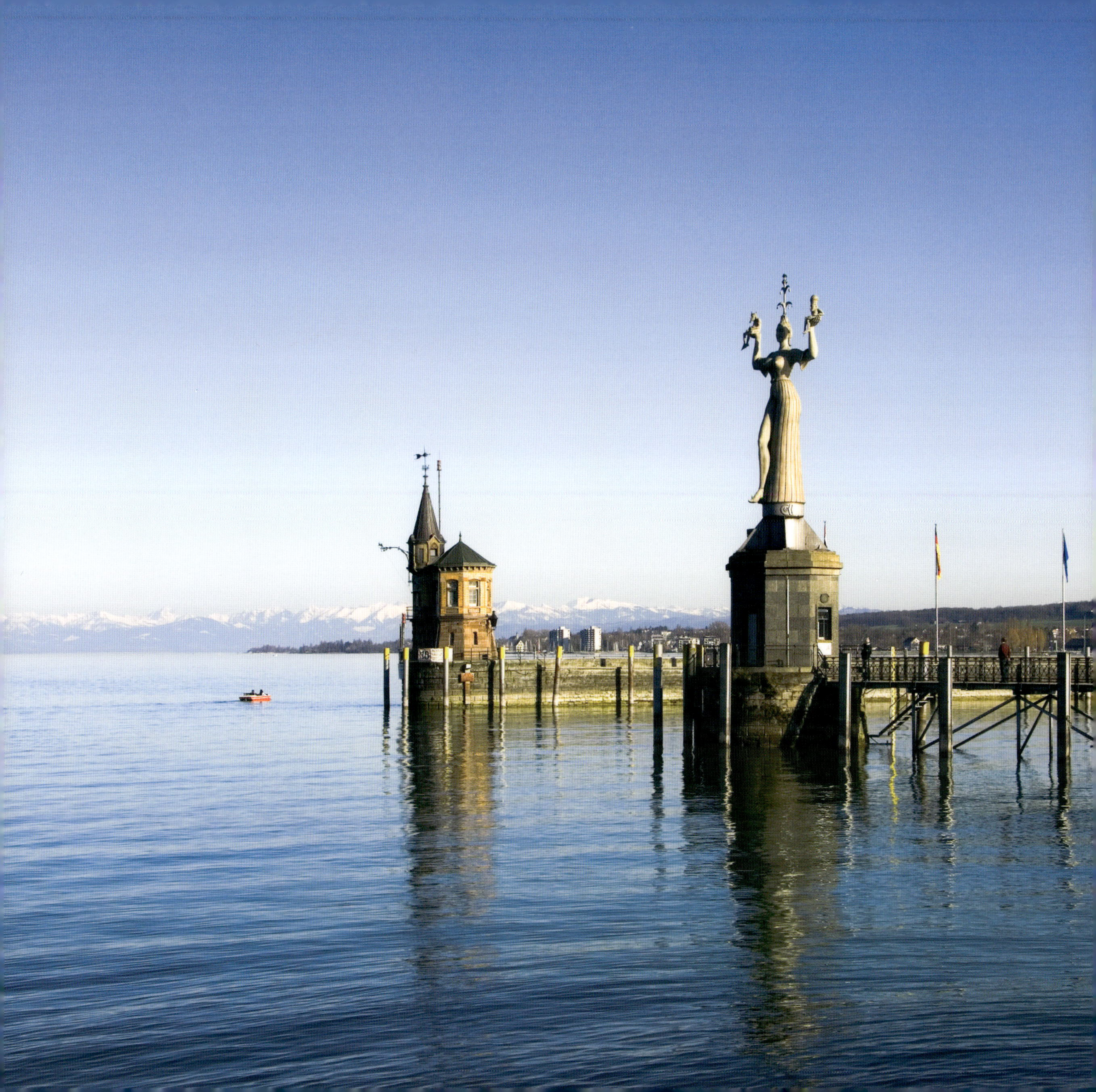

Aus dem Poesiealbum

So wie die Rosen blühen,
so blühe auch dein Glück.
Und wenn du Rosen siehst,
so denk an mich zurück.

Ich kenne eine Rose,
die lacht mir immer zu.
Und diese kleine Rose,
die bist du.

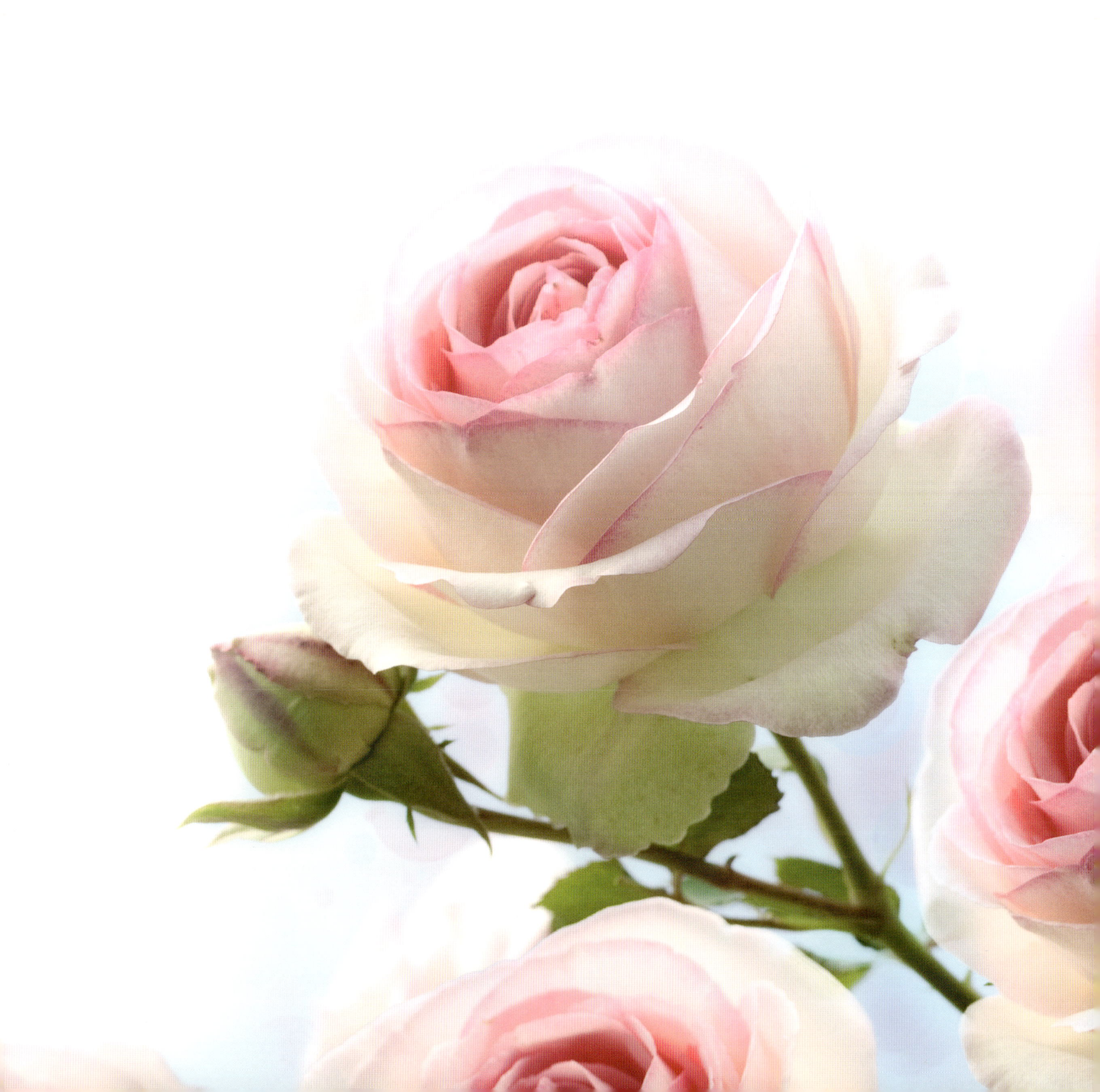

Das Meer

Hast du nie das Meer gesehen,
Freund, so warst du noch nicht weit;
Irdisch bleiben Thal und Höhen,
Meer ist Bild der Ewigkeit.

Hoch vom Felsenstrande schaute
Ich ins Wasserreich hinaus;
Stand die ganze Nacht; es graute
Mir wie vor des Todes Graus.

Als das Morgenroth erglühte,
Nahm ich freudig einen Kahn,
Ich empfahl mich Gottes Güte
Und betrat die tiefe Bahn.

Könnt' ich fahren ohne Ende
Über weiten Meeresschoß!
Nimmer fühlt' ich Gottes Hände
Mir so nah, sein Werk so groß.

~ Heinrich Bone (1813–1893), deutscher Philologe und Pädagoge

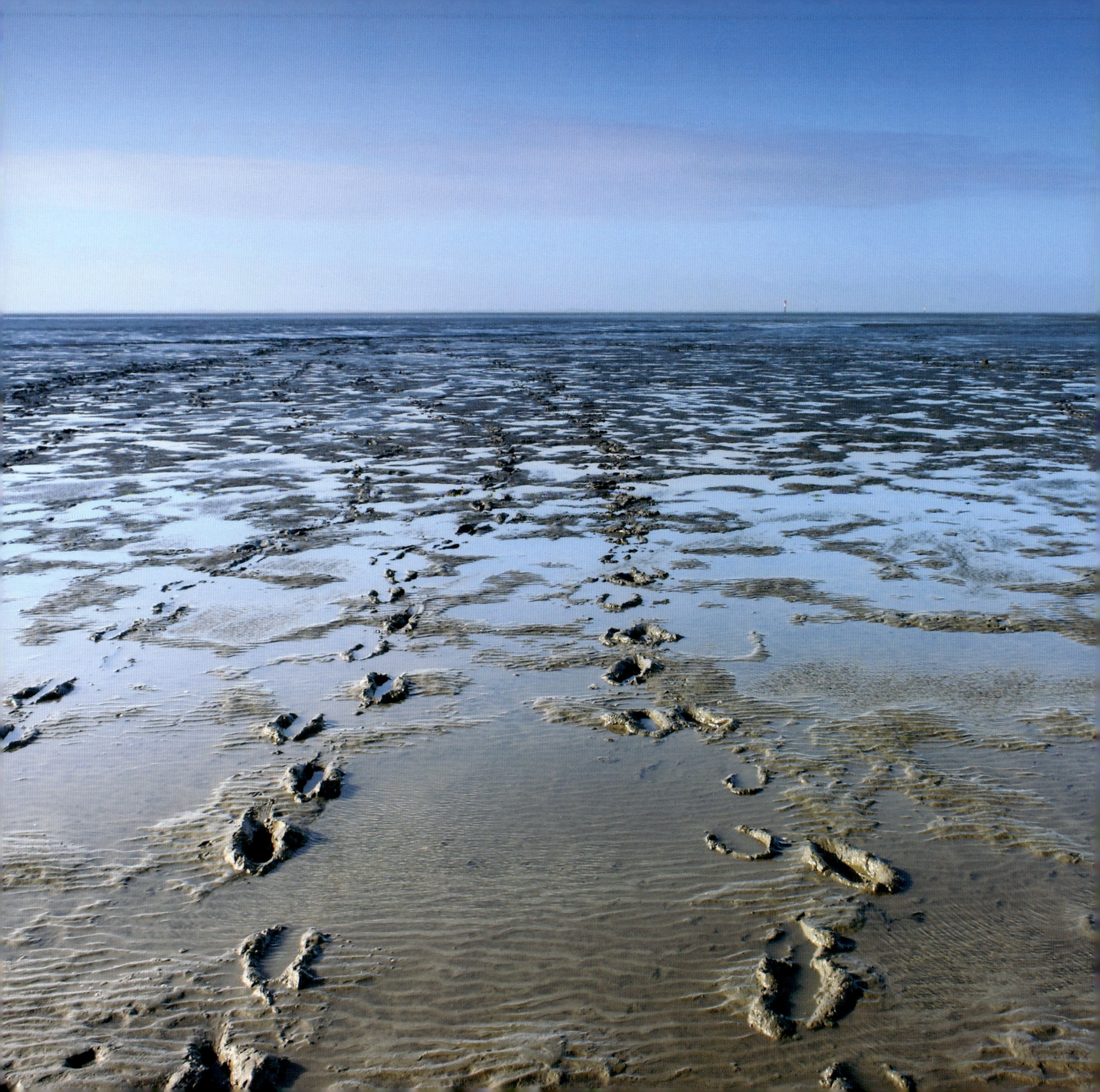

Unkraut Mohn

Rote Blüten, leuchten, winken,
Rufen jungen Sommer aus,
Scheinen alles Licht zu trinken.
Mohn, des Wand'rers Augenschmaus.

Weizen sonst, vom Dorf zum Walde,
Ähren wiegen sich im Wind.
Raine wären nackte Halde
Ohne dieses Blumenkind.

Unkraut ist es im Getreide,
Unkraut allerschönster Art,
Kapseln, eingehüllt von Seide,
Rot und unvergleichlich zart.

Felder ohne Blumenränder
Gäben, möglich, mehr Ertrag.
Fehlten aber bunte Bänder,
Litte auch der Wandertag.

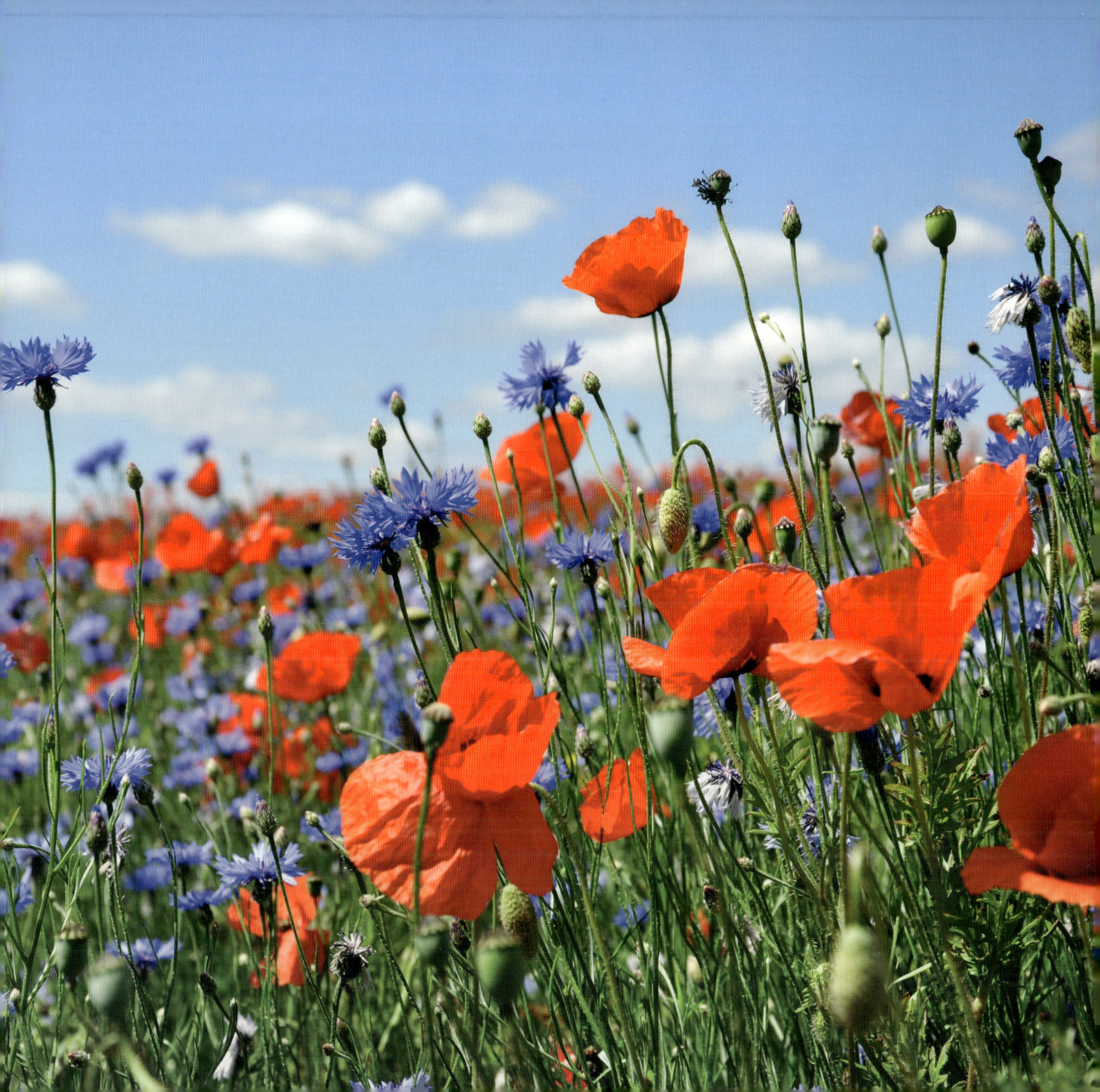

Bergwanderung

Auf Berge wandern ist doch schön
kannst weithin in die Ferne sehn
Doch vor der Freude kommt die Kraft
damit man es auf die Berge schafft
Zur Bergwanderung gehört ein Vesper dazu
dort oben bei Ausblick und friedlicher Ruh

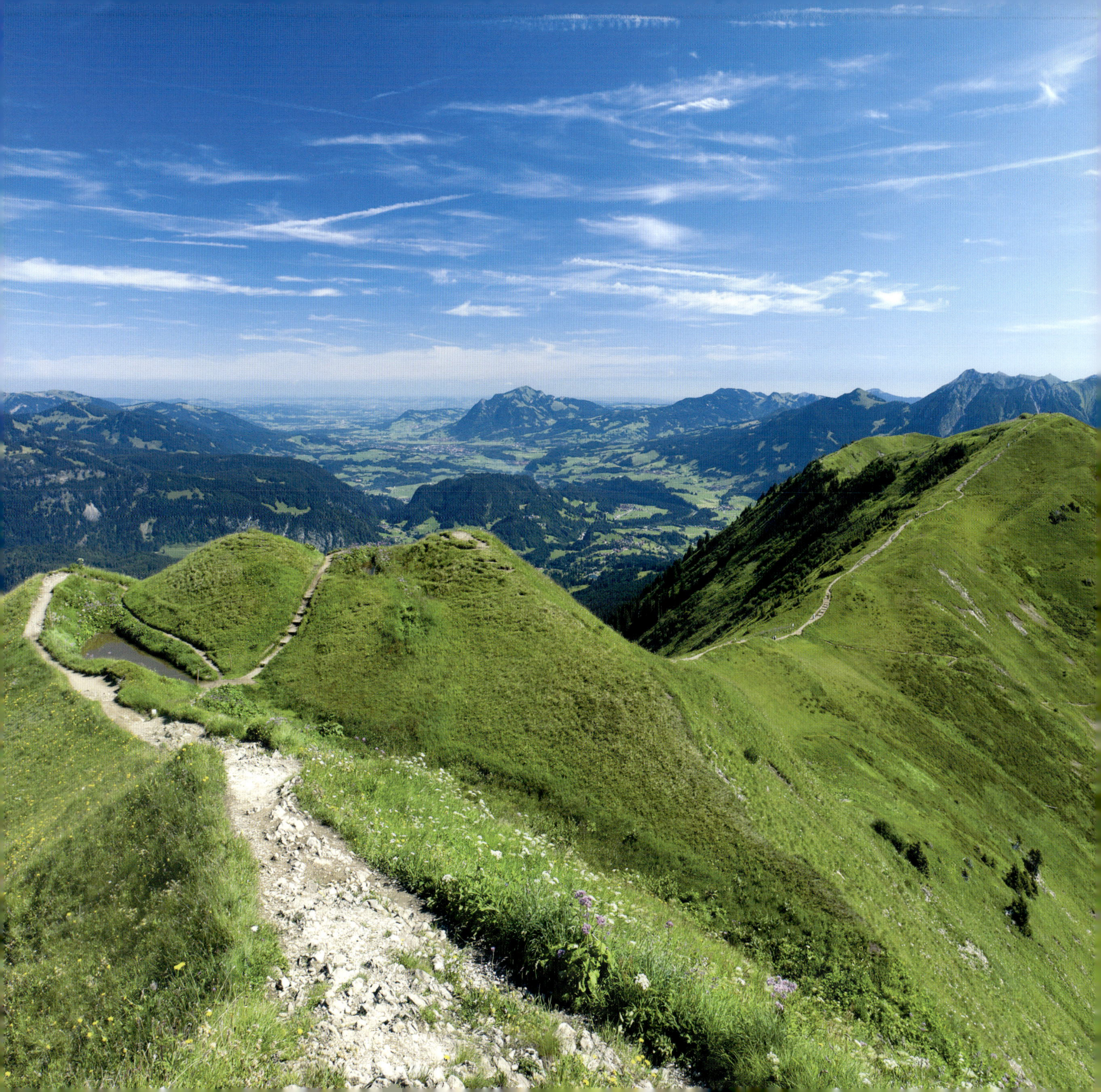

Vielleicht ist die Tracht am lebendigsten dort, wo diejenigen, die sie tragen, keine Tracht darin sehen, sondern einfach ihre Kleidung.

~ unbekannter Verfasser

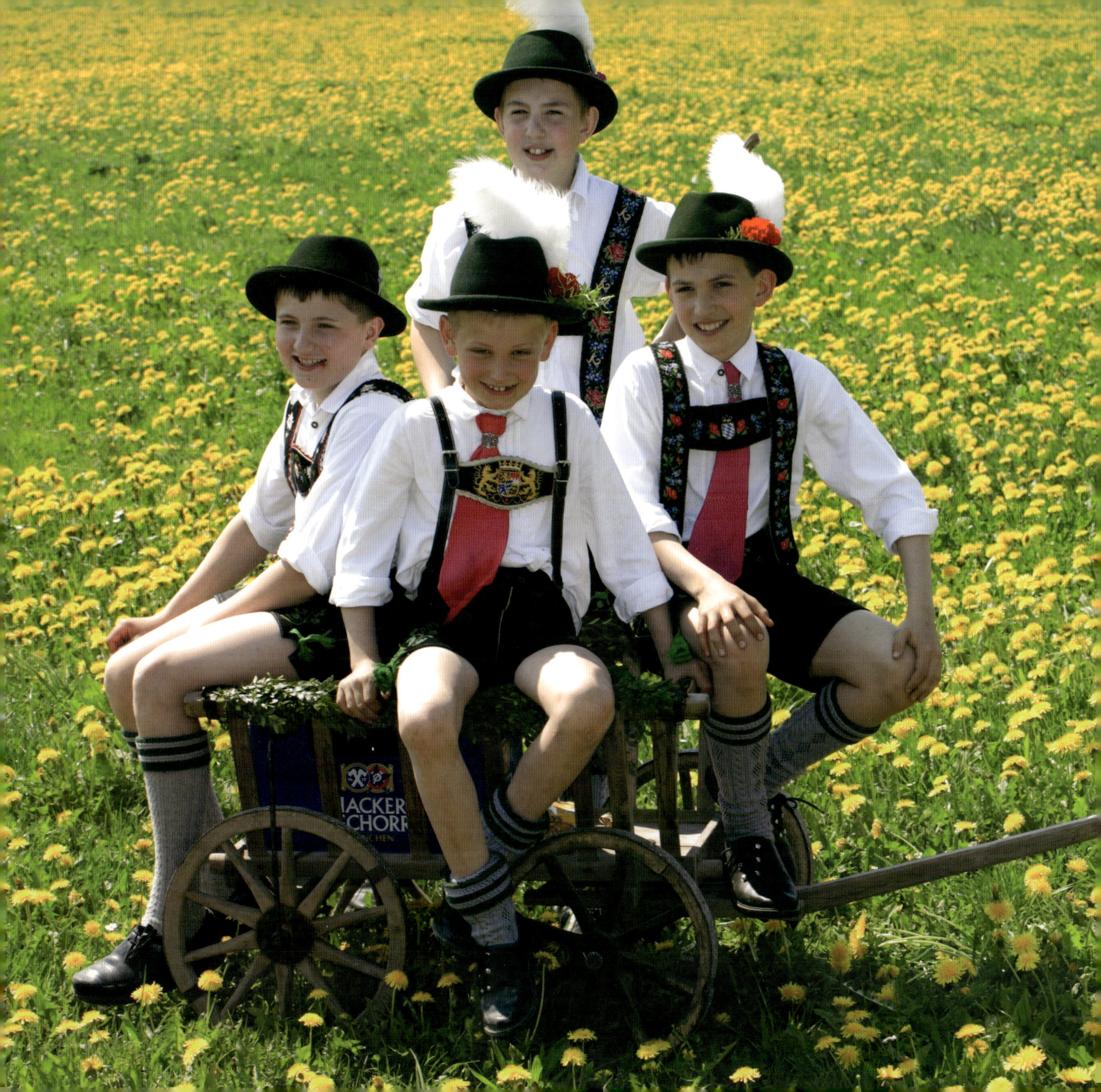

Der Mann ist ein Fluss,
die Frau ist ein See.

~ Sprichwort

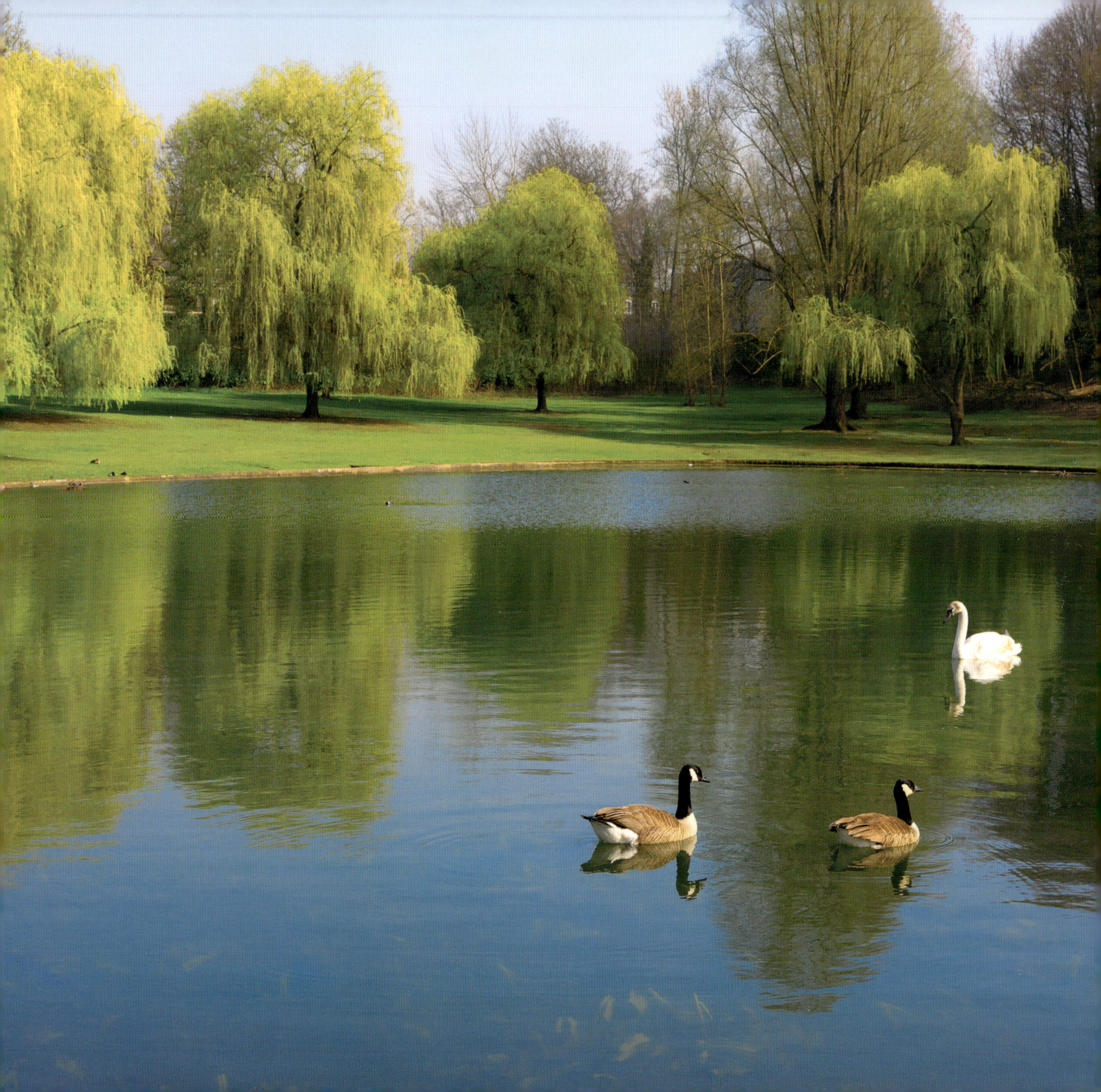

Dass mir mein Hund das Liebste sei,
sagst Du, oh Mensch, sei Sünde.
Das Hund blieb mir im Sturme treu,
der Mensch nicht mal im Winde.

~ Franz von Assisi (1181–1226), Heiliger

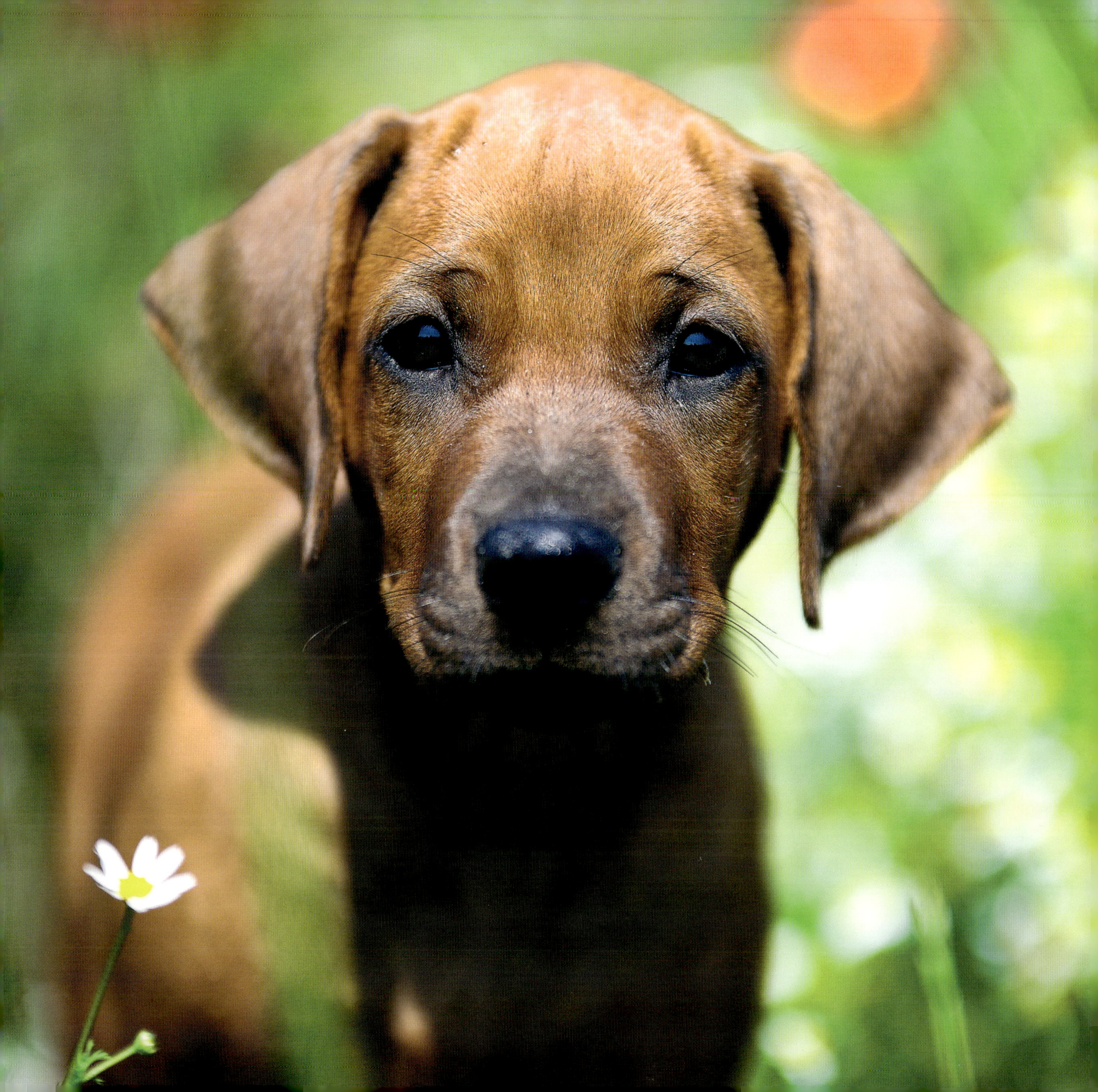

Ich bin der Wald
Ich bin uralt
Ich hege den Hirsch
Ich hege das Reh
Ich schütz Euch vor Sturm
Ich schütz Euch vor Schnee
Ich wehre dem Frost
Ich wahre die Quelle
Ich hüte die Scholle
Bin immer zur Stelle
Ich bau Euch das Haus
Ich heiz Euch den Herd
Darum, Ihr Menschen
Haltet mich wert!

~ Inschrift an einem niedersächsischen Forsthaus aus dem 17. Jahrhundert

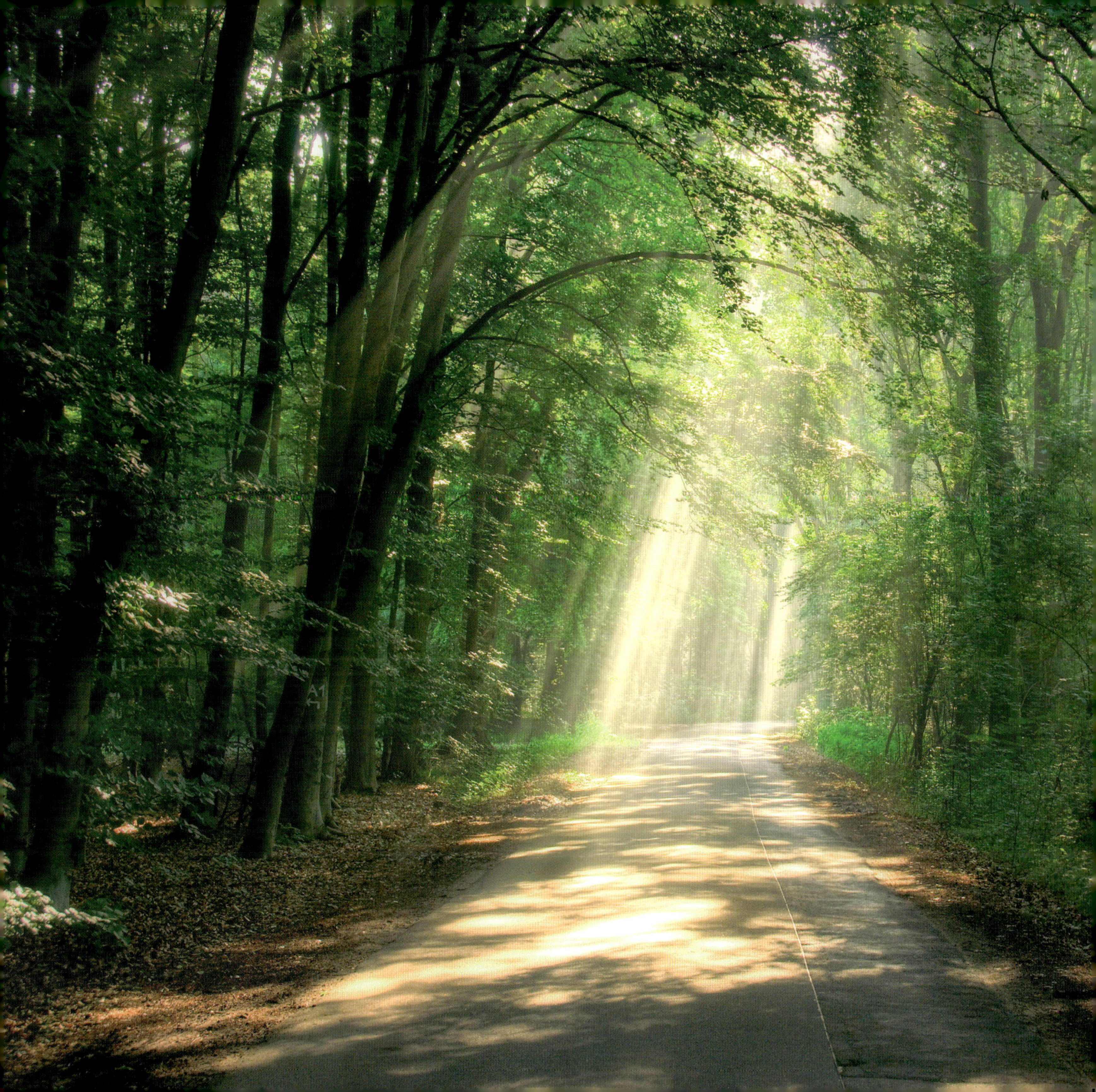

Der weiße Hirsch

Es gingen drei Jäger wohl auf die Pirsch,
Sie wollten erjagen den weißen Hirsch.

Sie legten sich unter den Tannenbaum,
Da hatten die Drei einen seltsamen Traum.

Der Erste.
Mir hat geträumt, ich klopf' auf den Busch,
Da rauschte der Hirsch heraus, husch husch!

Der Zweite.
Und als er sprang mit der Hunde Geklaff,
Da brannte ich ihm auf das Fell, piff paff!

Der Dritte.
Und als ich den Hirsch an der Erde sah,
Da stieß ich lustig in's Horn, trara!

So lagen sie da und sprachen, die Drei,
Da rannte der weiße Hirsch vorbei.
Und eh' die drei Jäger ihn recht gesehn,
So war er davon über Tiefen und Höhn.
Husch husch! piff paff! trara!

~ Ludwig Uhland (1787–1862), deutscher Dichter

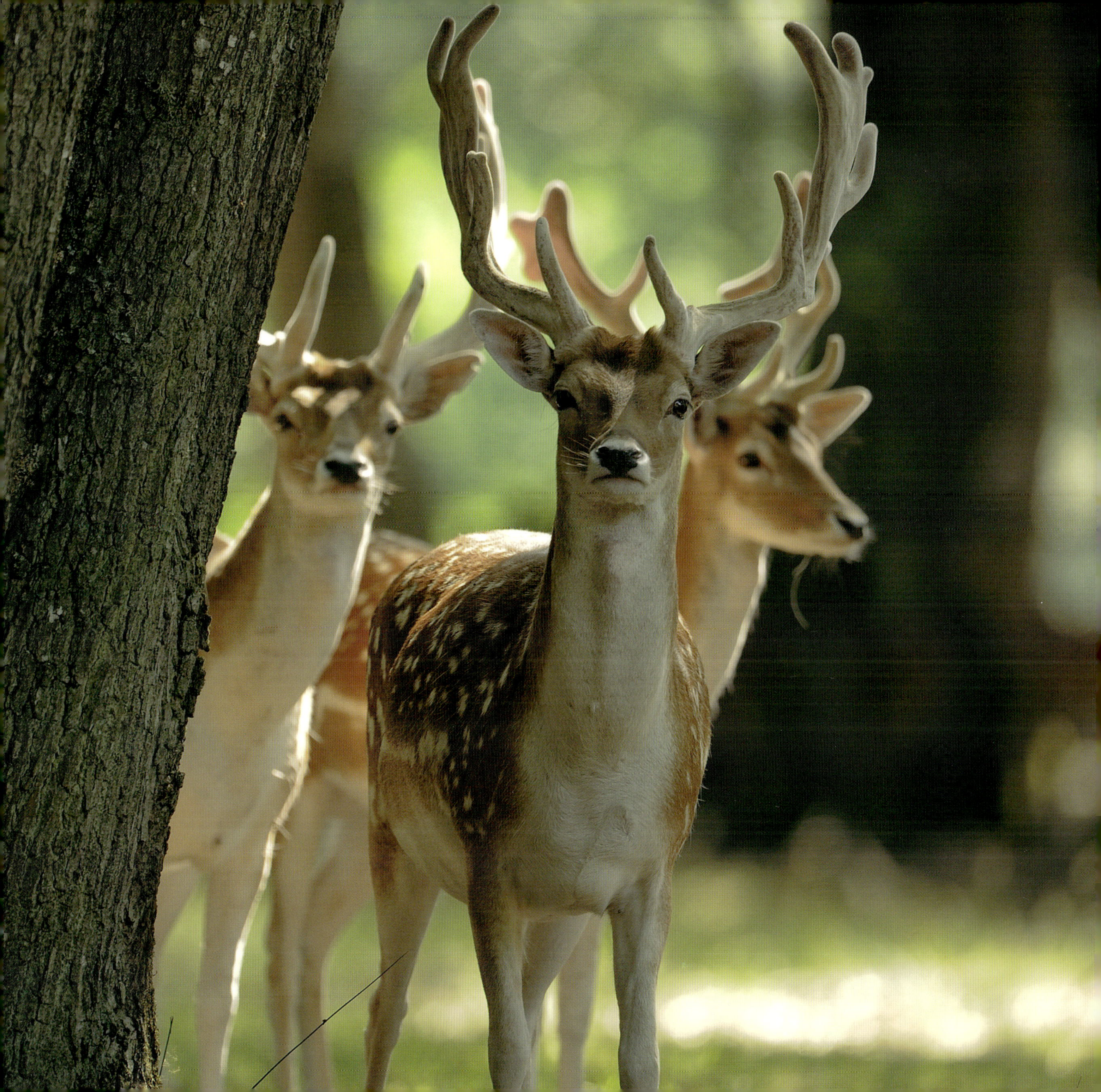

Eichhörnchen im Herbst

Eichhörnchen, dieser kleine Sprinter,
vorsorgt fleißig für den Winter.
Wenn es Nüsse hat entdeckt,
werden sie planlos wo versteckt.
Dabei hofft es insgeheim,
daß beim Vergraben es allein.
Es braucht doch Essen für den Winter,
für sich selbst und für die Kinder.
Vor Diebstahl gilt es sich zu schützen,
der große Fleiß tut sonst nichts nützen.

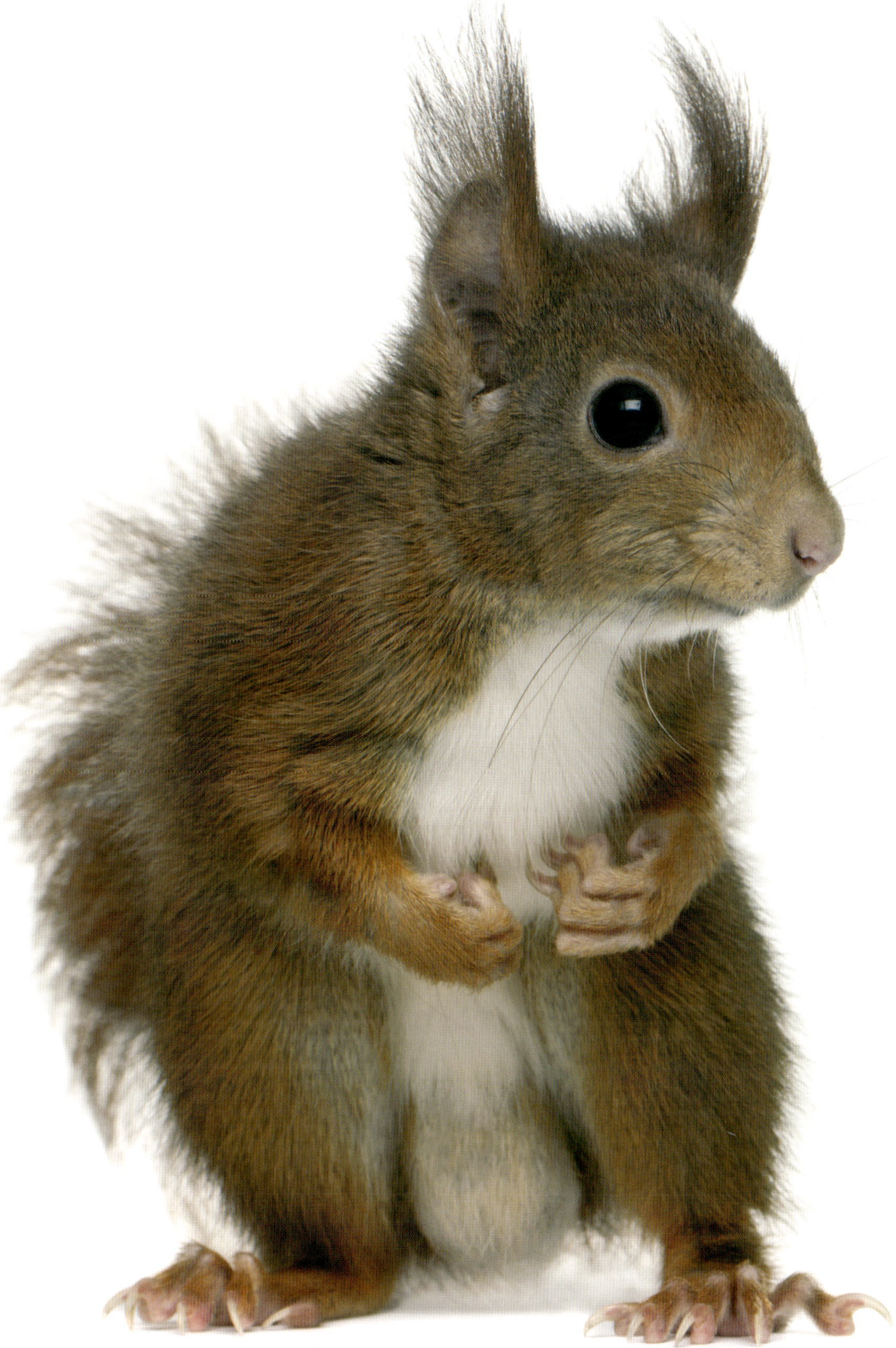

Die Enten laufen Schlittschuh

Die Enten laufen Schlittschuh
auf ihrem kleinen Teich.
Wo haben sie denn die Schlittschuh her –
sie sind doch gar nicht reich?

Wo haben sie denn die Schlittschuh her?
Woher? Vom Schlittschuhschmied!
Der hat sie ihnen geschenkt, weißt du,
für ein Entenschnatterlied.

~ Christian Morgenstern (1871–1914) deutscher Dichter

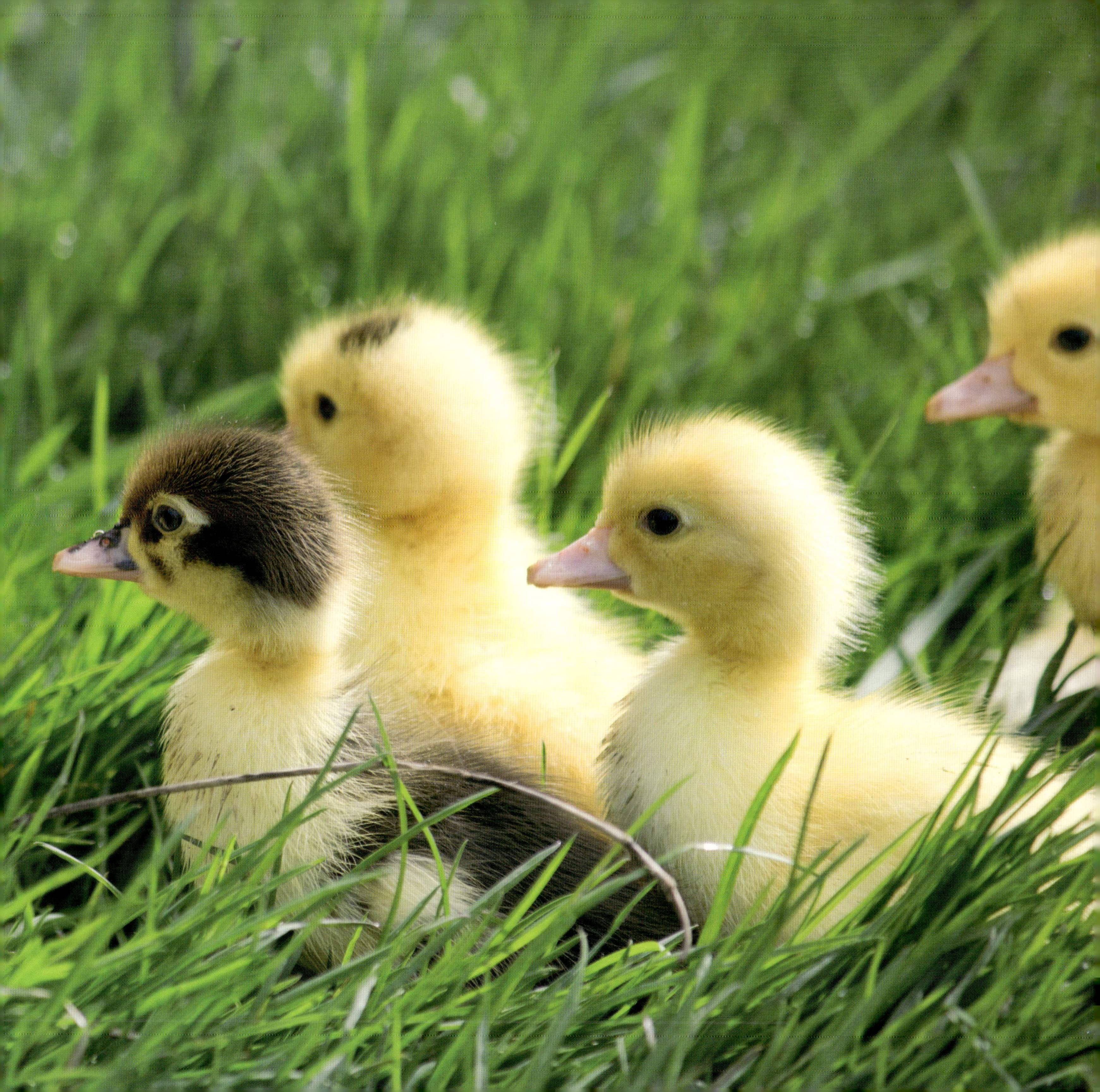

Keinen Drachen kann man so hoch steigen lassen wie den der Fantasie.

~ Lebensweisheit

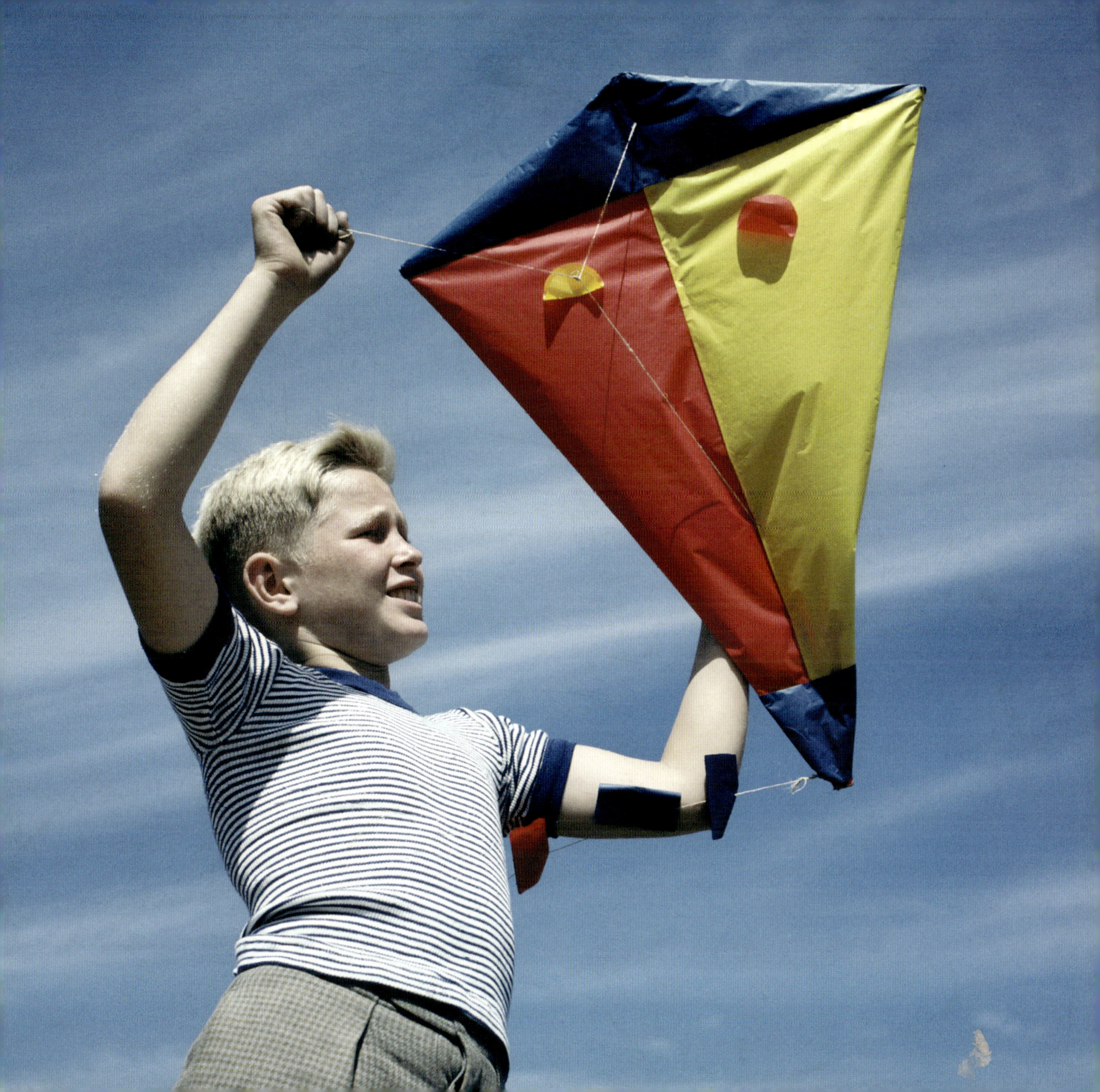

Tiere sind so angenehme Freunde,
sie stellen keine Fragen und üben keine Kritik.

~ George Eliot (1819–1880), englische Schriftstellerin

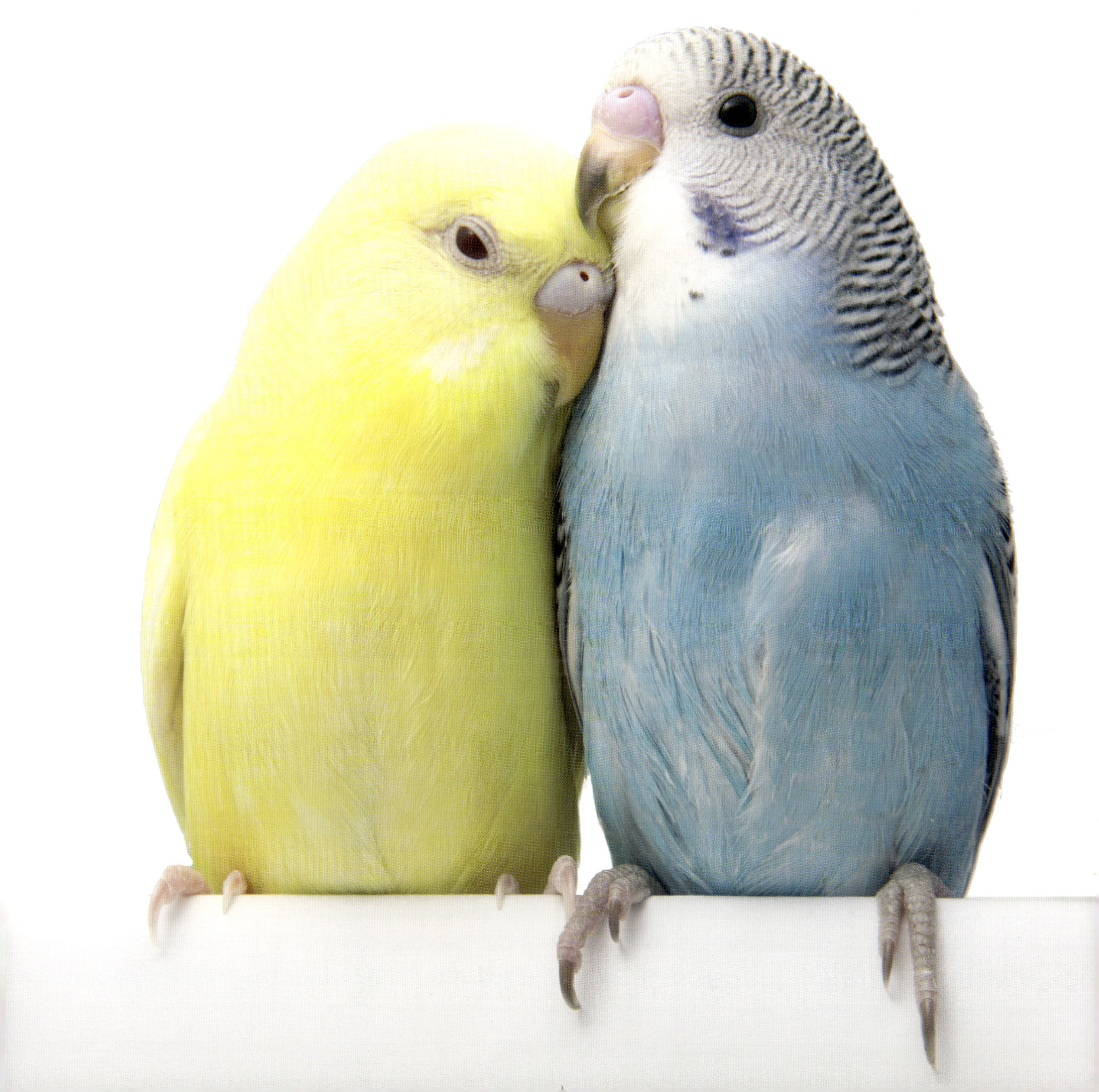

Der Leierkastenmann

Ich bin der Leierkastenmann
Und drehe meine Kurbel,
Tags steh ich in den Höfen rum
Mit meiner alten Urschel.

Ich spiel ein wunderschönes Lied,
Die Köchin schaut herunter.
Die alte Urschel ist bemüht
Und hält den Teller unter.

Da fällt ein Pfennig und ein Herz
Wohl in Papier gewickelt,
Jedoch der alte Rechnungsrat
Schenkt manchmal einen Nickel.

Ich bin der Leierkastenmann
Und dreh an meiner Kurbel.
Ich weiß noch, wie ich achtzehn war
Und siebzehn meine Urschel …

~ Alfred Henschke – Pseudonym „Klabund"– (1890–1928), deutscher Schriftsteller

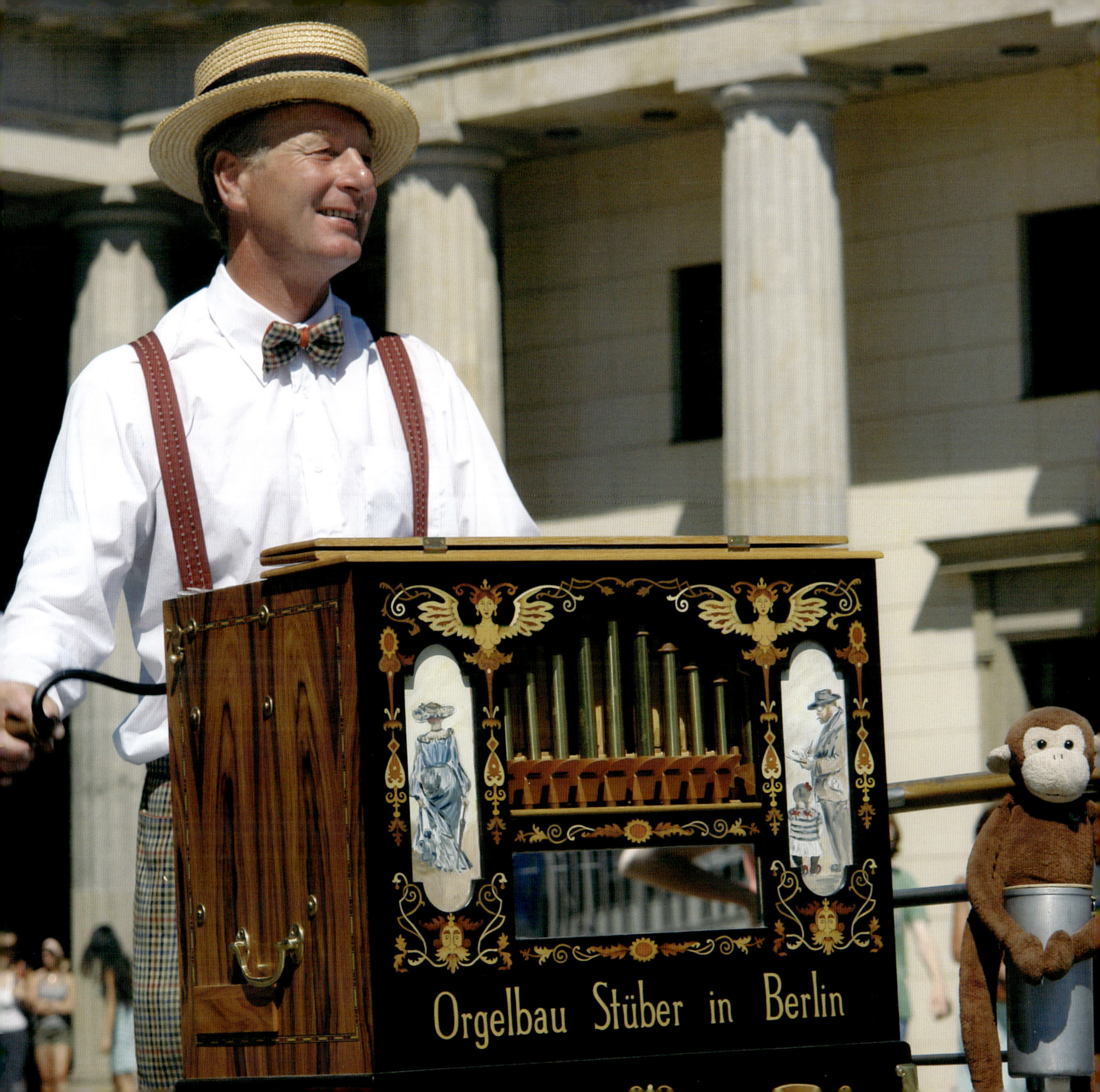
Orgelbau Stüber in Berlin

Die Kirmes

Das ist ein Geigen und Flöten
Bis über das Dorf hinaus:
Sie feiern die Kirmes heute
Mit Tanz und Spiel und Schmaus.

(…)

~ Friedrich Hebbel (1813–1863), deutscher Dramatiker und Lyriker

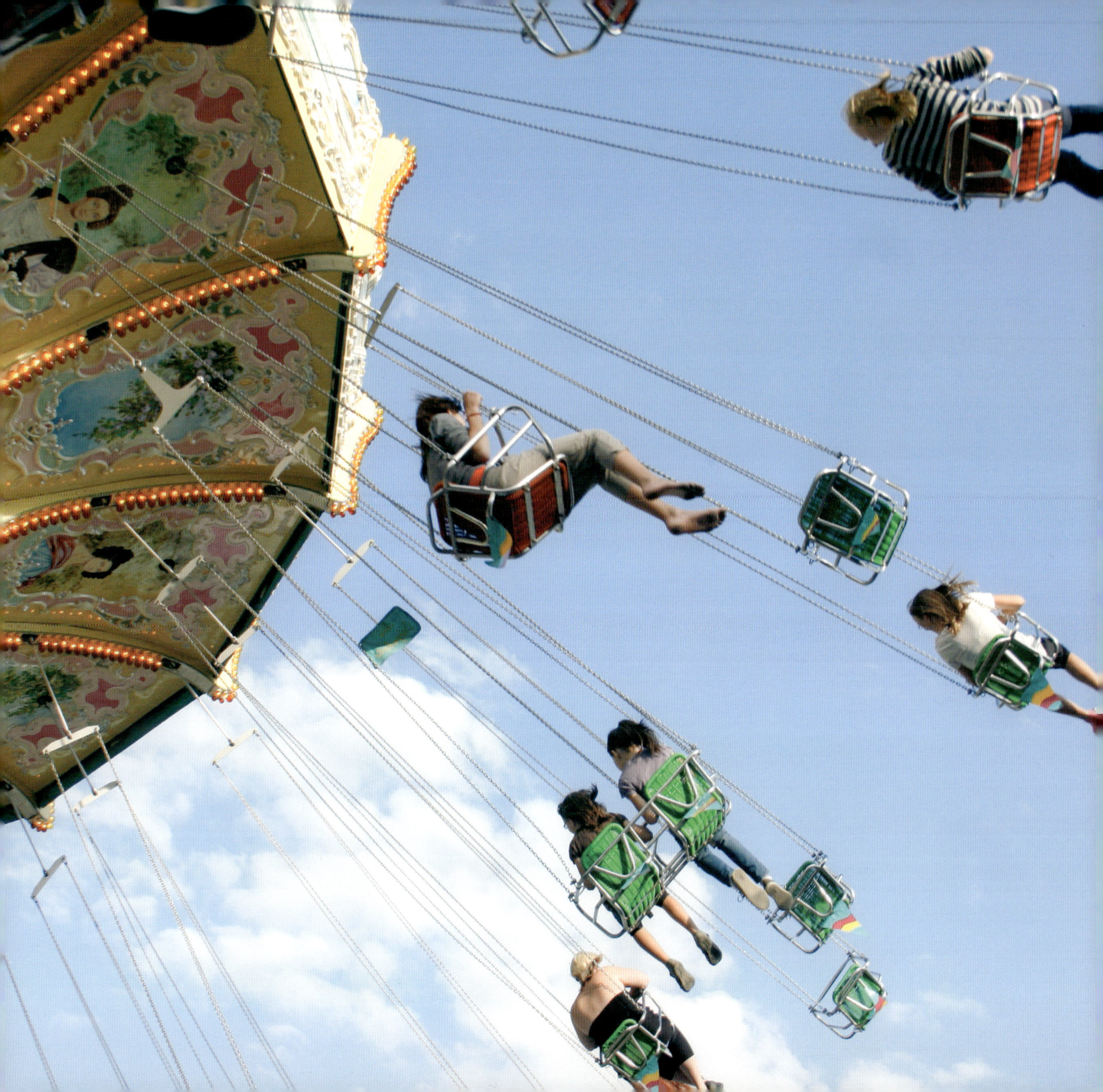

Das Beste in der Musik steht nicht in den Noten.

~ Gustav Mahler (1860–1911), österreichischer Komponist

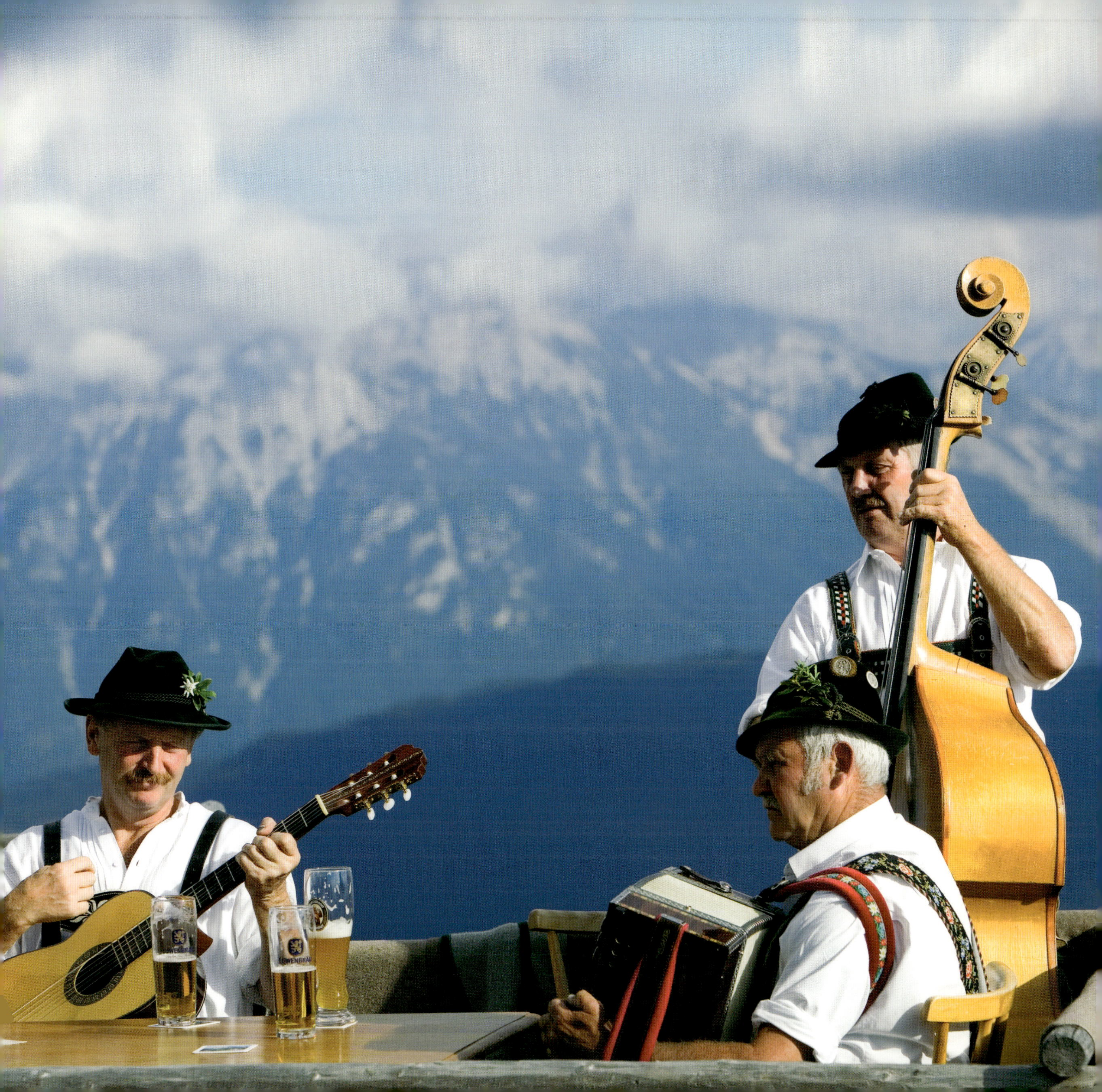

Oktoberfest

Die wohl bislang größte Panne beim Wies'n-Anstich passierte im Jahr 1978:
Der damalige Münchener Oberbürgermeister, Erich Kiesl, verwechselte die Vokale und rief lauthals: „Izapft os'!" statt des legendären „Ozapft is'!" in die Menge.

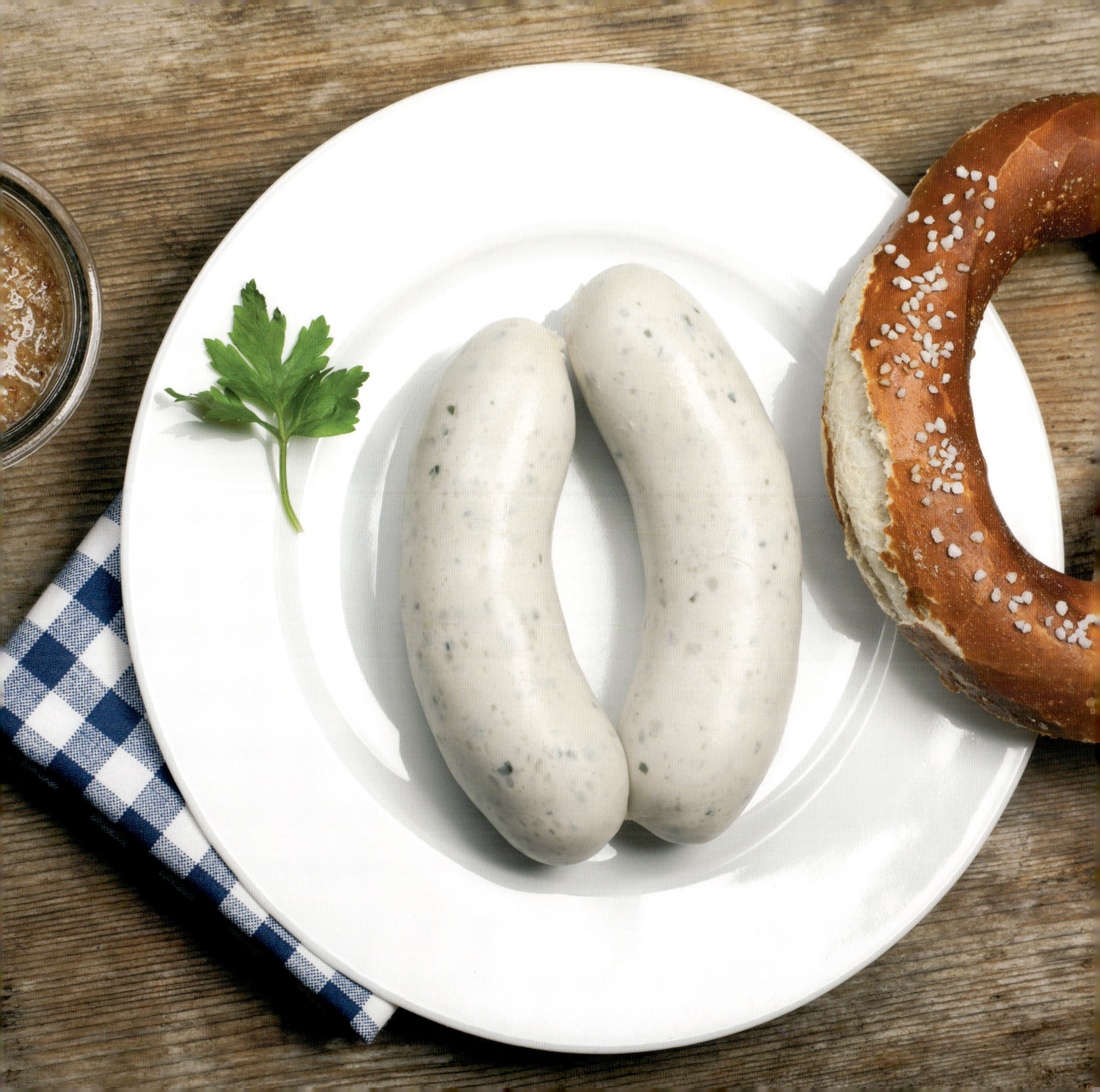

*Sitzt im Oktober das Laub noch fest am Baum,
fehlt ein strenger Winter kaum.*

~ Bauernweisheit

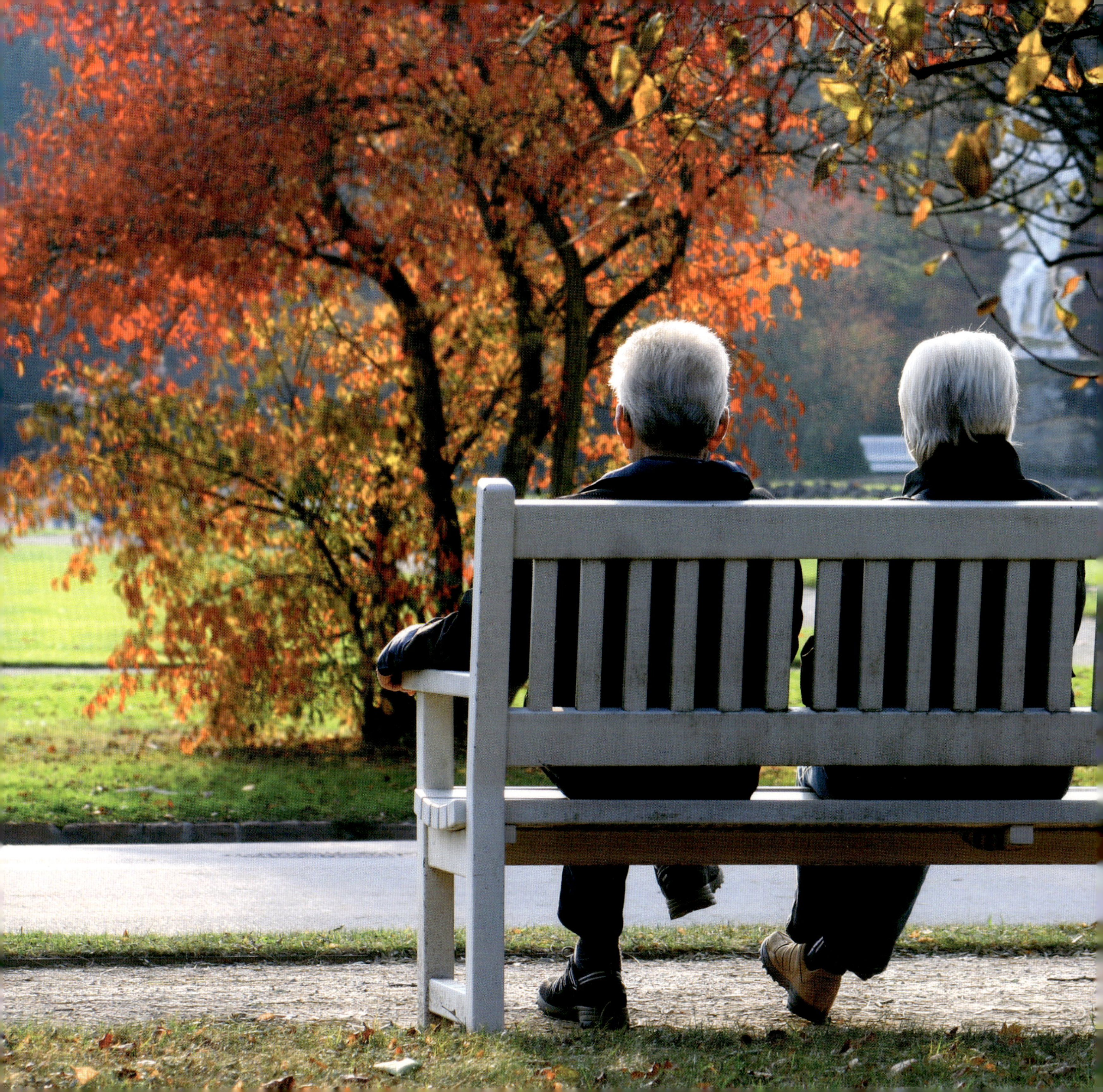

Aus dem Poesiealbum

Pilze gibt es groß und klein.
Mögest du ein Glückspilz sein.

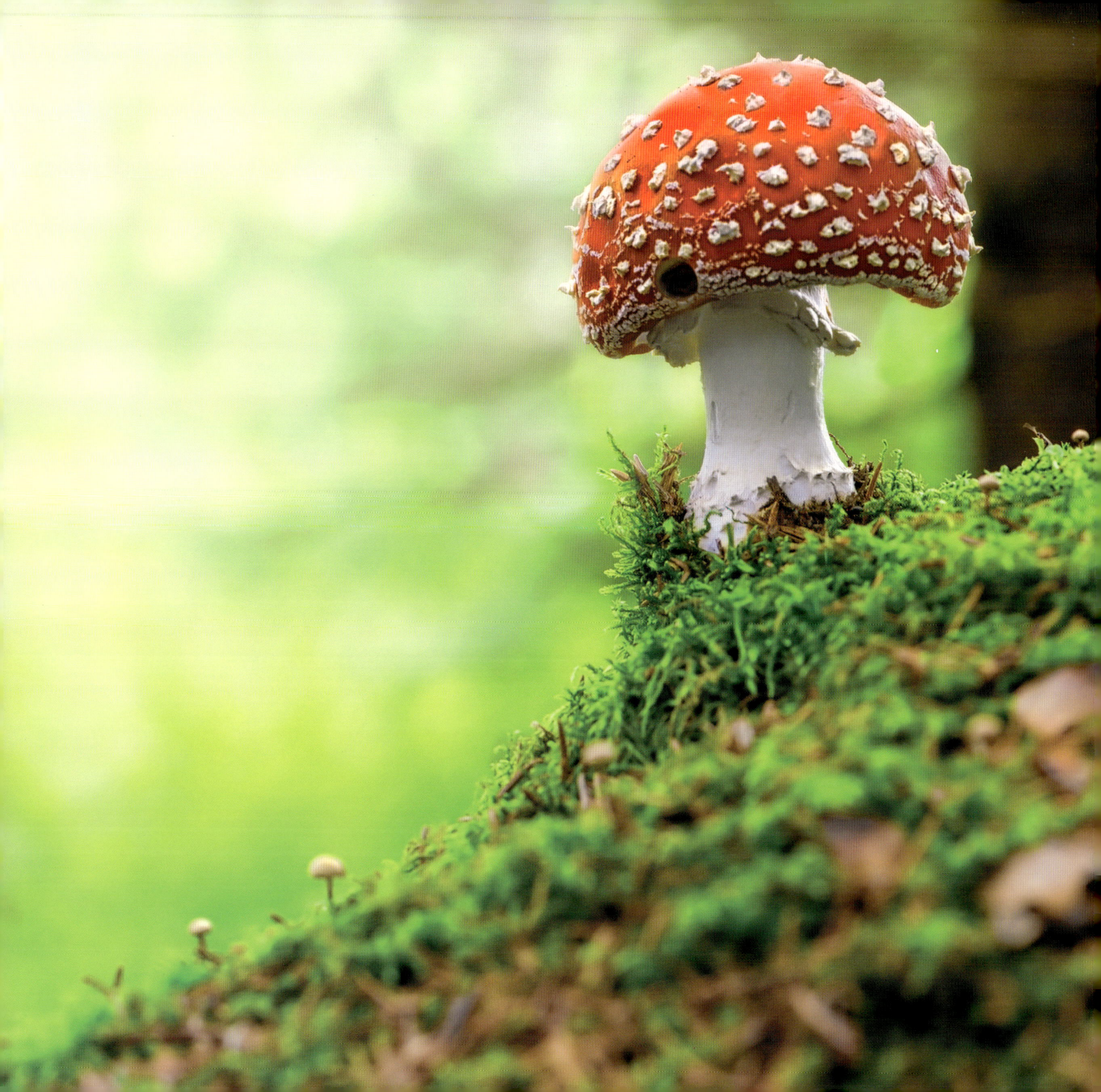

Wenn der Winter endlich naht,
ist's Zeit für Schneeballschlacht
und Schlittenfahrt.

~ Sprichwort

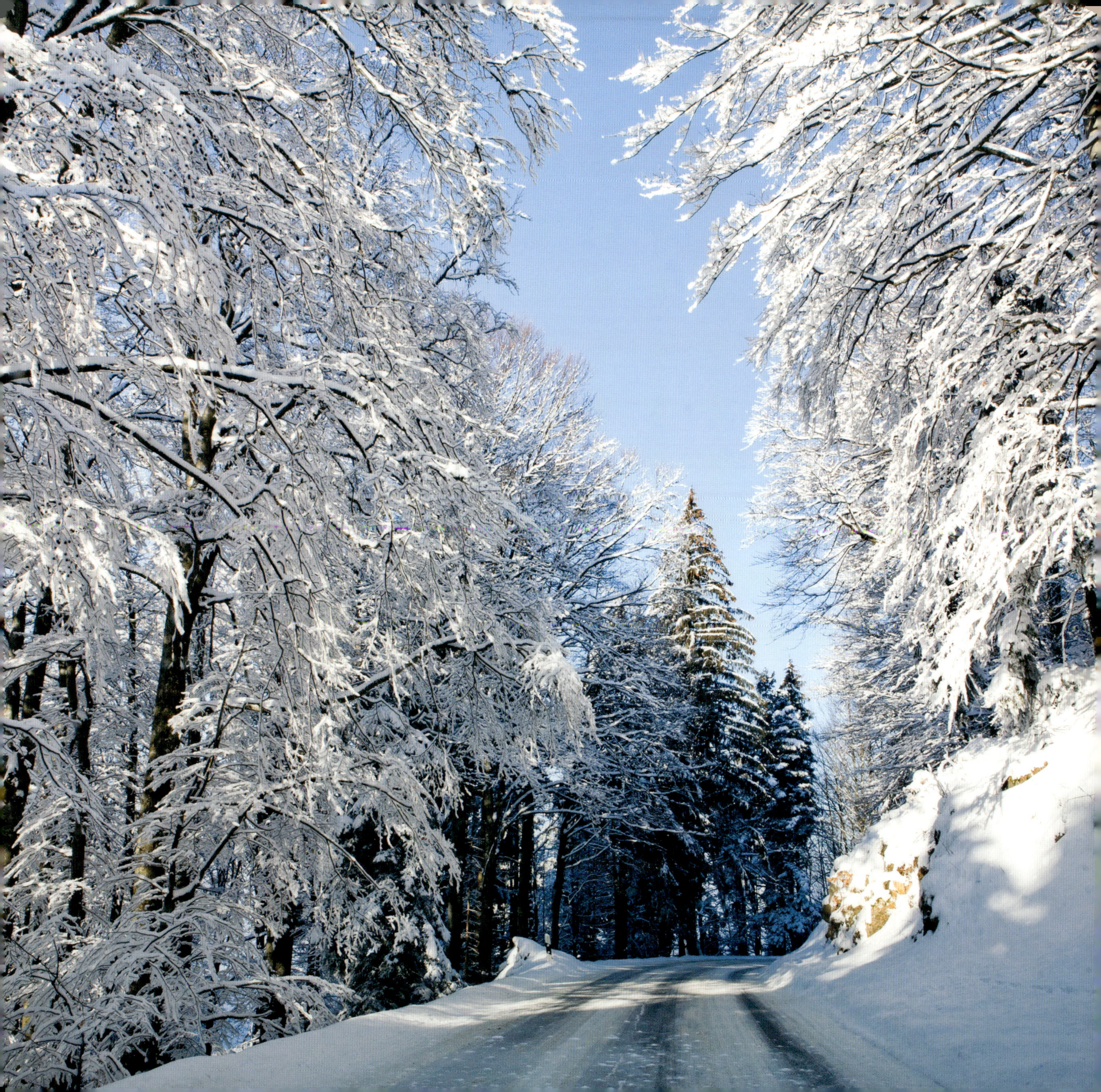

Der kleine Vogel im Sturm

Der kleine Vogel im Sturm –
nichts vermag ihn zu erschrecken,
weder Wind noch Regen.
Er weiß, dass hinter den Wolken
seine Sonne immer noch scheint.

~ Theresia von Lisieux (1873–1897), Nonne und Kirchenlehrerin

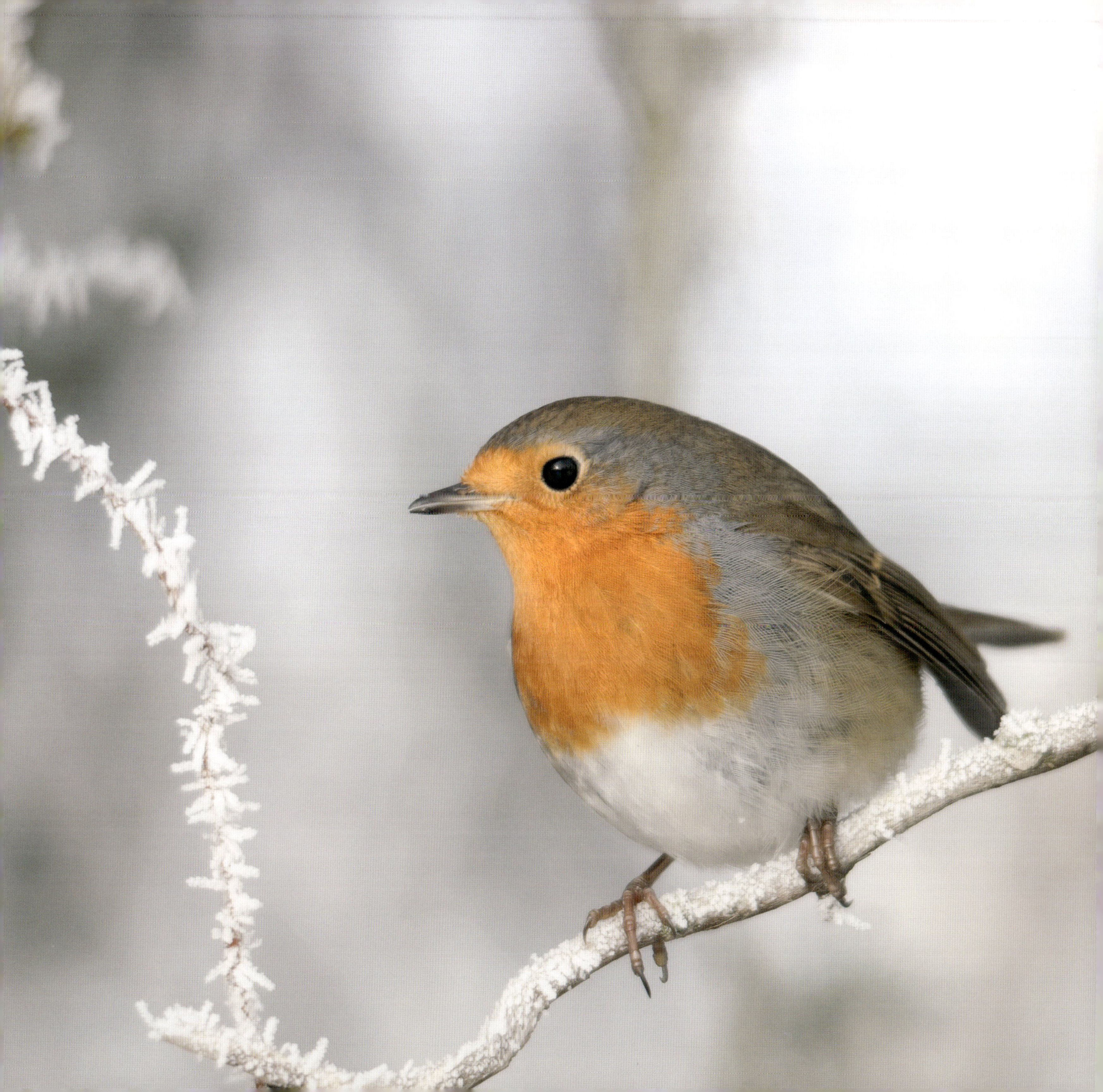

Backe, backe Kuchen,
der Bäcker hat gerufen.
Wer will guten Kuchen machen,
der muss haben sieben Sachen,
Eier und Schmalz,
Zucker und Salz,
Milch und Mehl,
Safran macht den Kuchen gehl.
Schieb, schieb in'n Ofen 'nein.

~ Kinderreim

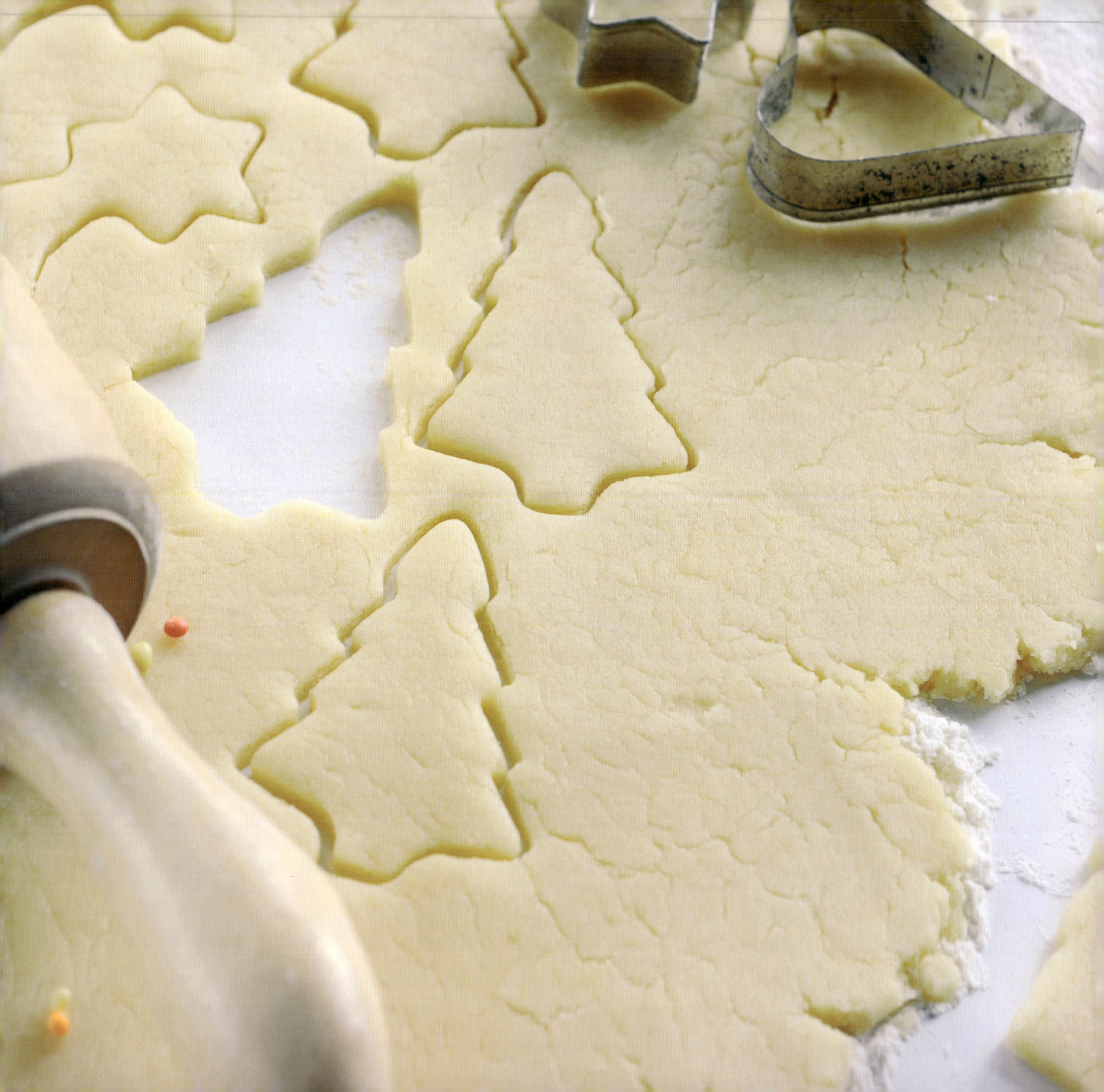

Was man als Kind geliebt hat,
bleibt im Besitz des Herzens bis ins hohe Alter.

~ Khalil Gibran (1883–1931), libanesisch-amerikanischer Maler, Philosoph und Dichter

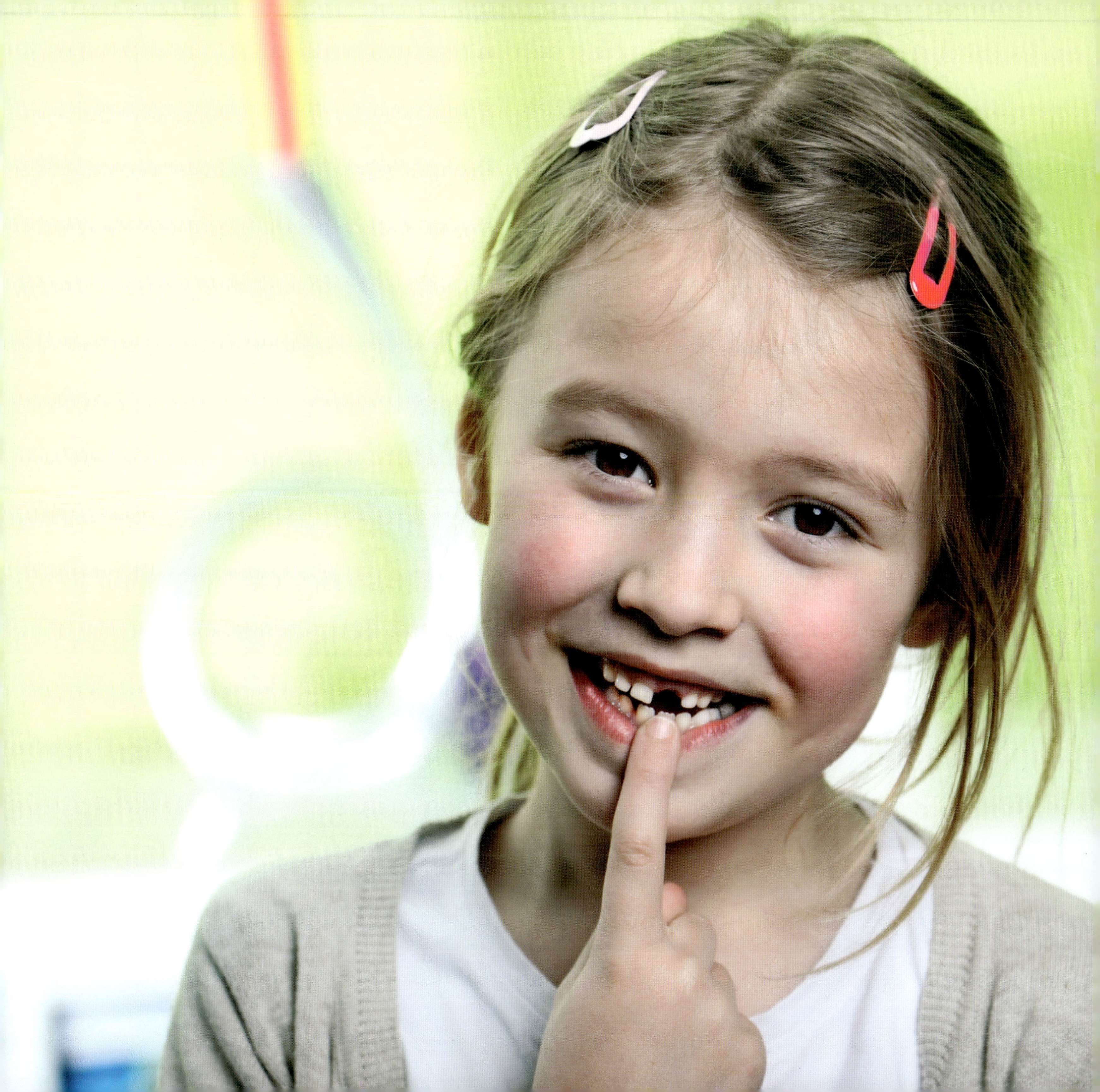

Der kleine Nimmersatt

Ich wünsche mir ein Schaukelpferd,
'ne Festung und Soldaten
Und eine Rüstung und ein Schwert,
Wie sie die Ritter hatten.

Drei Märchenbücher wünsch' ich mir
Und Farbe auch zum Malen
Und Bilderbogen und Papier
Und Gold- und Silberschalen.

Ein Domino, ein Lottospiel,
Ein Kasperletheater,
Auch einen neuen Pinselstiel
Vergiß nicht, lieber Vater!

Ein Zelt und sechs Kanonen dann
Und einen neuen Wagen
Und ein Geschirr mit Schellen dran,
Beim Pferdespiel zu tragen.

Auch einen großen Tannenbaum,
Dran hundert Lichter glänzen,
Mit Marzipan und Zuckerschaum
Und Schokoladenkränzen.

Doch dünkt dies Alles euch zu viel,
Und wollt ihr daraus wählen,
So könnte wohl der Pinselstiel
Und auch die Mappe fehlen.

Als Hänschen so gesprochen hat,
Sieht man die Eltern lachen:
„Was willst du, kleiner Nimmersatt,
Mit all den vielen Sachen?

„Wer so viel wünscht", der Vater spricht's,
„Bekommt auch nicht ein Achtel –
Der kriegt ein ganz klein wenig Nichts
In einer Dreierschachtel."

(...)

~ Heinrich Seidel (1842–1906), deutscher Ingenieur und Schriftsteller

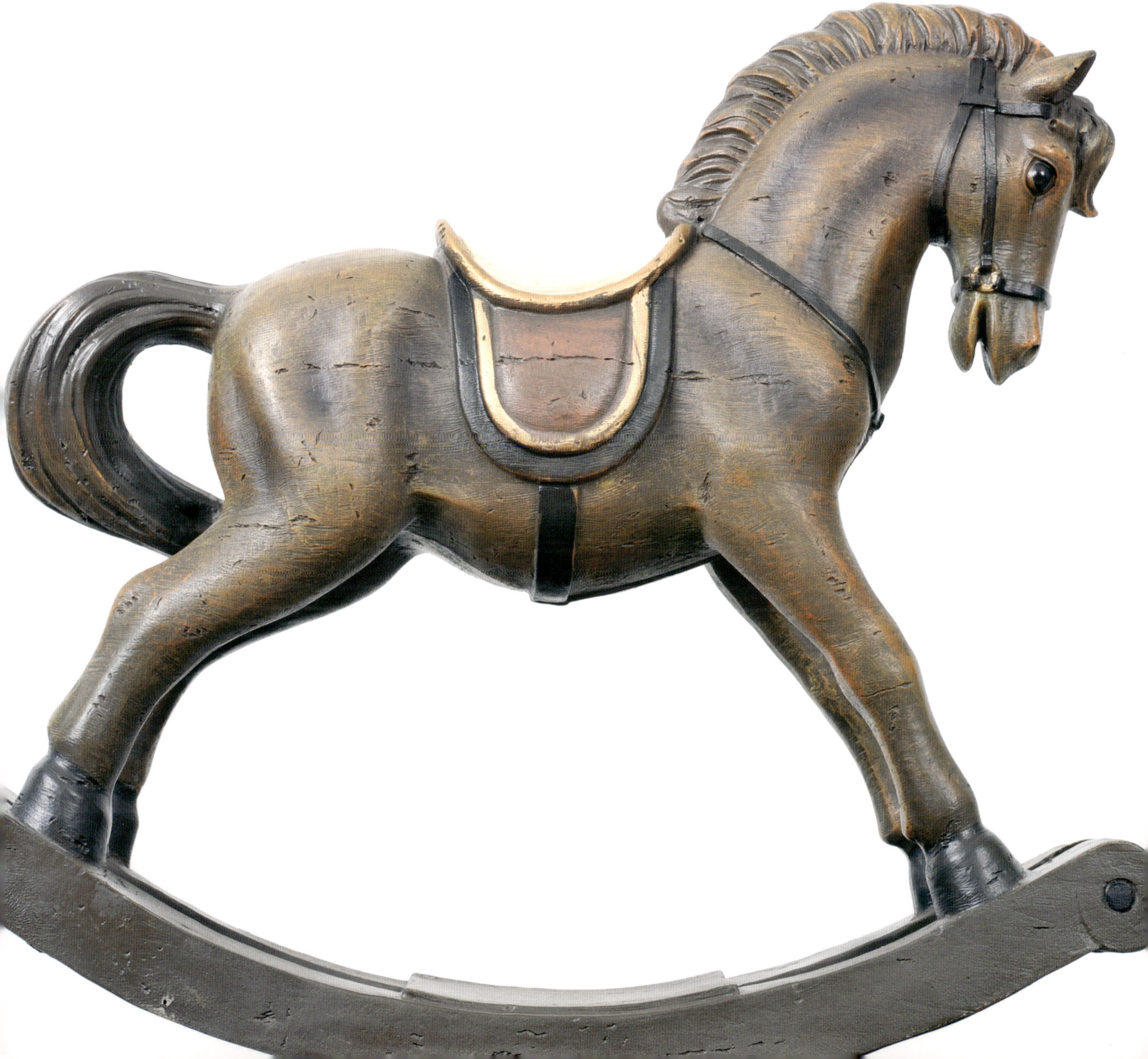

*Drei Dinge sind uns aus dem Paradies geblieben:
die Sterne der Nacht, die Blumen des Tages
und die Augen der Kinder.*

~ Dante Alighieri (1265–1321), italienischer Dichter und Philosoph

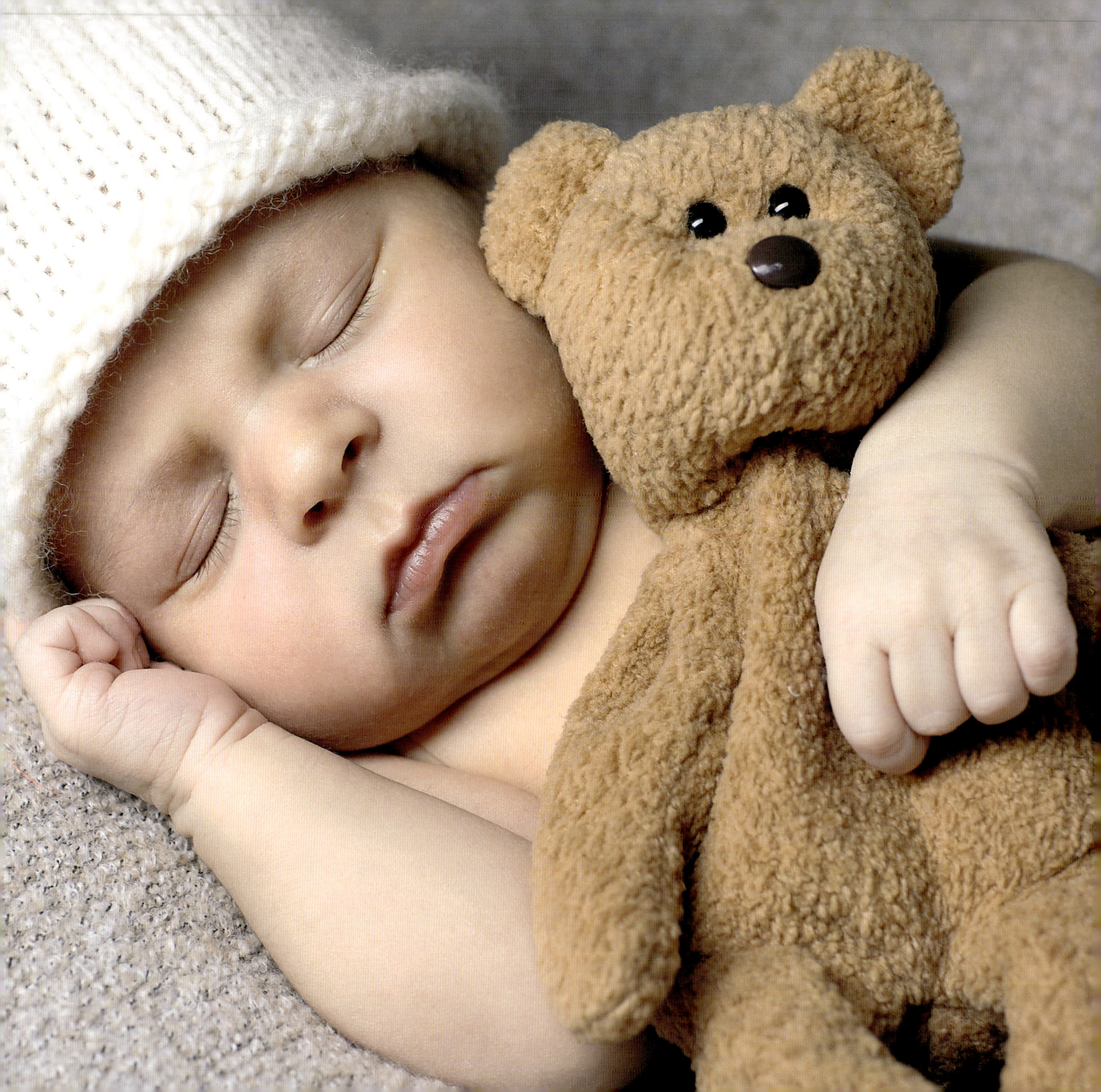

Advent, Advent

Advent, Advent,
ein Lichtlein brennt!
Erst eins, dann zwei, dann drei, dann vier,
dann steht das Christkind vor der Tür!

~ Volksgut

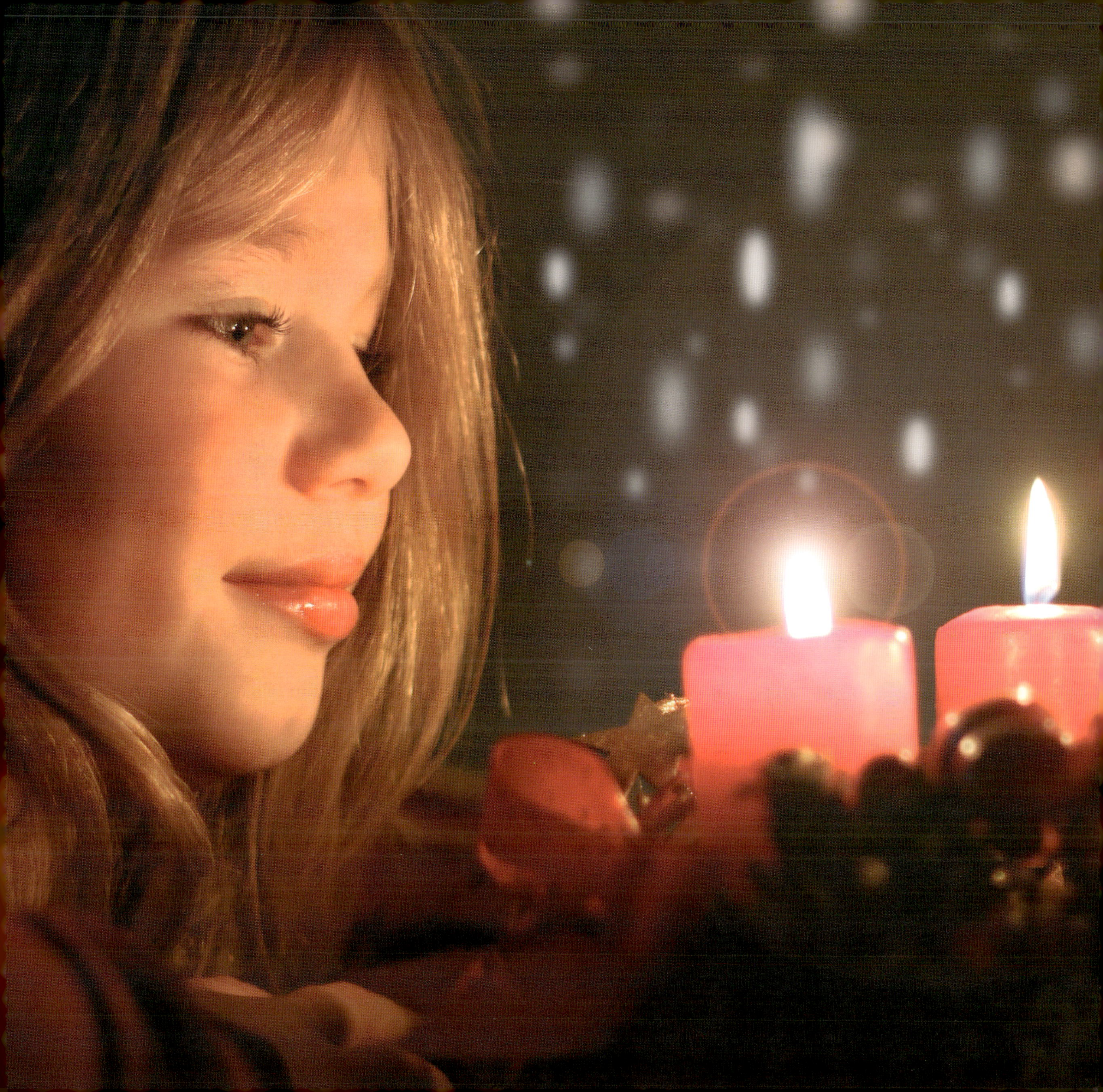

Ich steh an deiner Krippe hier

Ich steh an deiner Krippe hier
o Jesu, du mein Leben;
ich komme, bring und schenke dir,
was du mir hast gegeben.
Nimm hin, es ist mein Geist und Sinn,
Herz, Seel und Mut, nimm alles hin
und laß dir's wohl gefallen.

Ich lag in tiefer Todesnacht,
du warest meine Sonne,
die Sonne, die mir zugebracht
Licht, Leben, Freud und Wonne.
O Sonne, die das werte Licht
des Glaubens in mir zugericht',
wie schön sind deine Strahlen!

Da ich noch nicht geboren war,
da bist du mir geboren
und hast mich dir zu eigen gar,
eh ich dich kannt, erkoren.
Eh ich durch deine Hand gemacht,
da hast du schon bei dir bedacht,
wie du mein wolltest werden.

Ich sehe dich mit Freuden an
und kann mich nicht satt sehen;
und weil ich nun nichts weiter kann,
bleib ich anbetend stehen.
O daß mein Sinn ein Abgrund wär
und meine Seel ein weites Meer,
daß ich dich möchte fassen.

Text: Paul Gerhardt (1607–1676), Kirchenlieddichter
Melodie aus dem Weihnachtsoratorium: Johann Sebastian Bach (1685–1750), deutscher Komponist

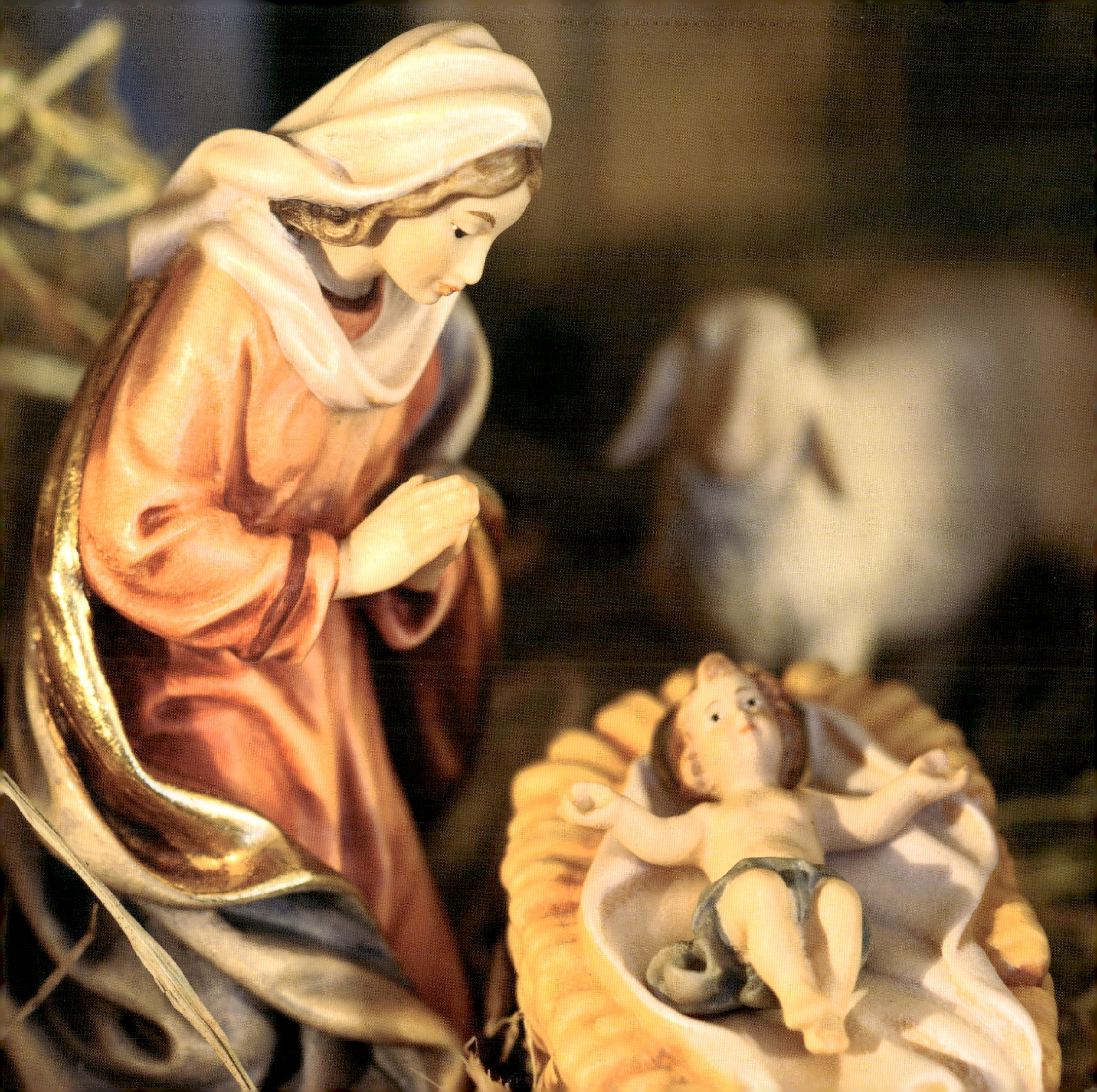

Schlittenfahrt

Ach wie wäre es doch schön
Auf eine Schlittenfahrt zu gehen
Durch Schneegestöber warm verpackt
Geht die Winterreise ab

Rote Nase kalte Stirn
Allmählich unsere Füße friern
Die Hände sind vor Kälte steif
Zum Umkehren sind wir nicht bereit

Die Pferde schnaufen voller Wonne
Fahren durch die Wintersonne
Ziehen durch den Zuckerwald
Und machen erst am Abend halt

Und immer wenn es schneit
Ist Schlittenfahrenzeit
Dann fahren wir durch die weiße Pracht
Am Tag und in der Nacht

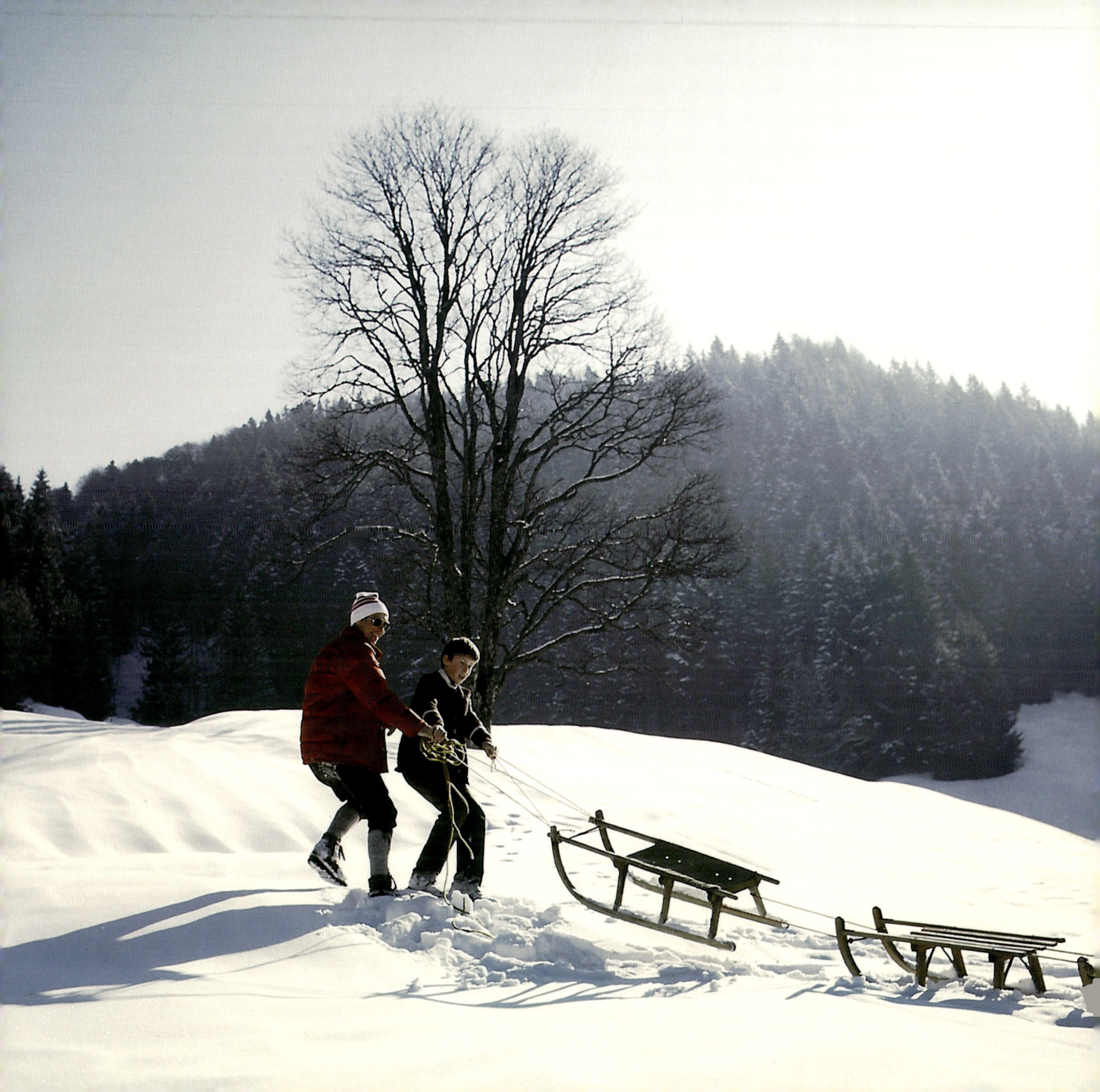

Am Weihnachtsbaum die Lichter brennen

Am Weihnachtsbaum die Lichter brennen,
Wie glänzt er festlich, lieb und mild,
Als spräch er: „Wollt in mir erkennen
Getreuer Hoffnung stilles Bild."

Die Kinder stehn mit hellen Blicken,
Das Auge lacht, es lacht das Herz,
O fröhlich, seliges Entzücken,
Die Alten schauen himmelwärts.

Zwei Engel sind hereingetreten,
Kein Auge hat sie kommen sehn,
Sie gehn zum Weihnachtsbaum und beten
Und wenden wieder sich und gehn.

„Gesegnet seid ihr alten Leute,
Gesegnet sei du kleine Schar!
Wir bringen Gottes Gaben heute
Dem braunen wie dem weißen Haar!"

„Zu guten Menschen, die sich lieben,
Schickt uns der Herr als Boten aus,
Und seid ihr treu und fromm geblieben,
Wir treten wieder in dies Haus!"

Kein Ohr hat ihren Spruch vernommen
Unsichtbar jedes Menschen Blick
Sind sie gegangen wie gekommen,
Doch Gottes Segen bleibt zurück.

~ Weihnachtslied. Text: Hermann Kletke (1813–1886), deutscher Lyriker und Schriftsteller

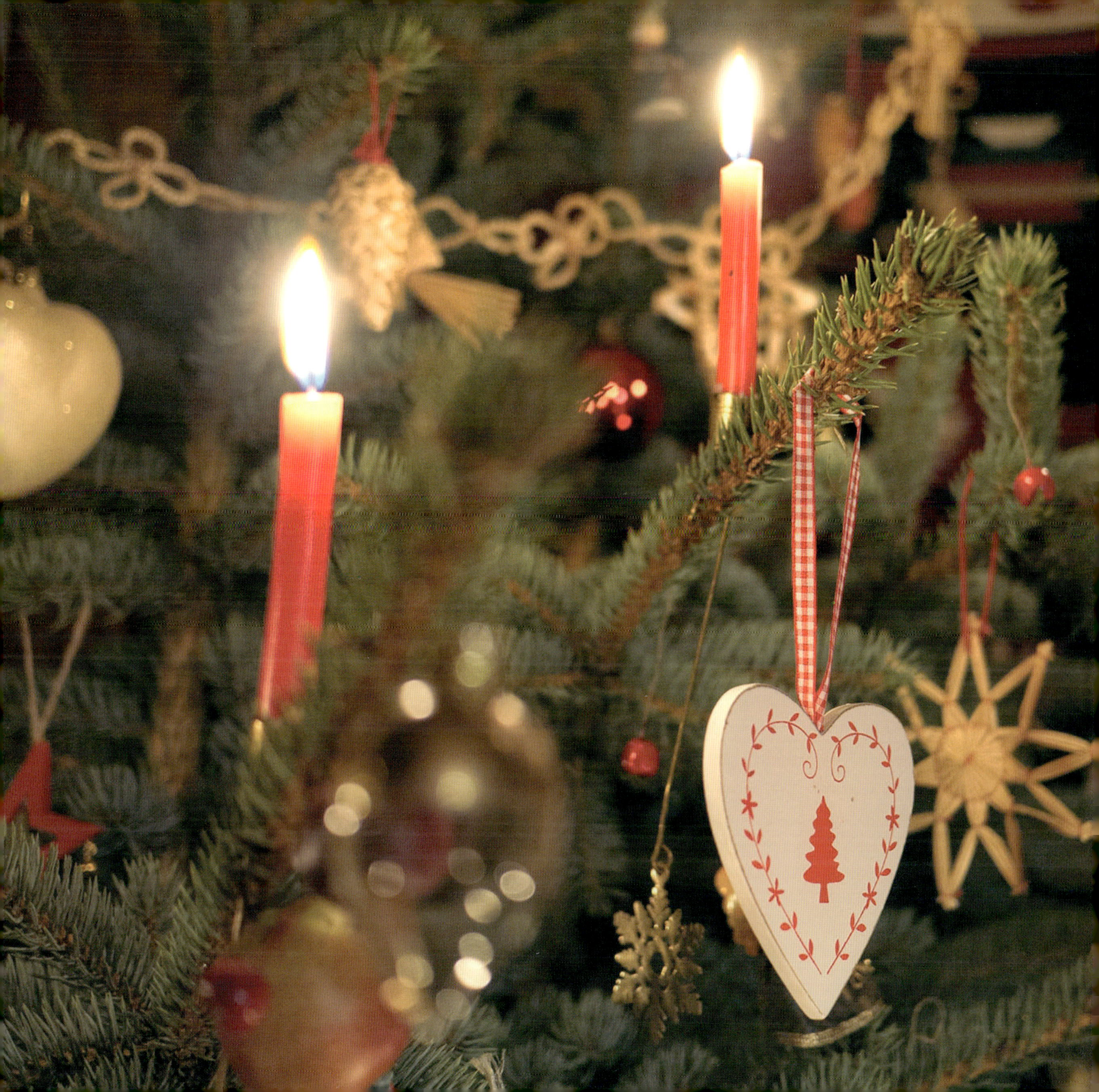

Aus dem Poesiealbum

Engel mögen dich begleiten,
wenn wir auseinandergehn,
in der Nähe, in der Ferne,
bis wir uns dann wiedersehn.

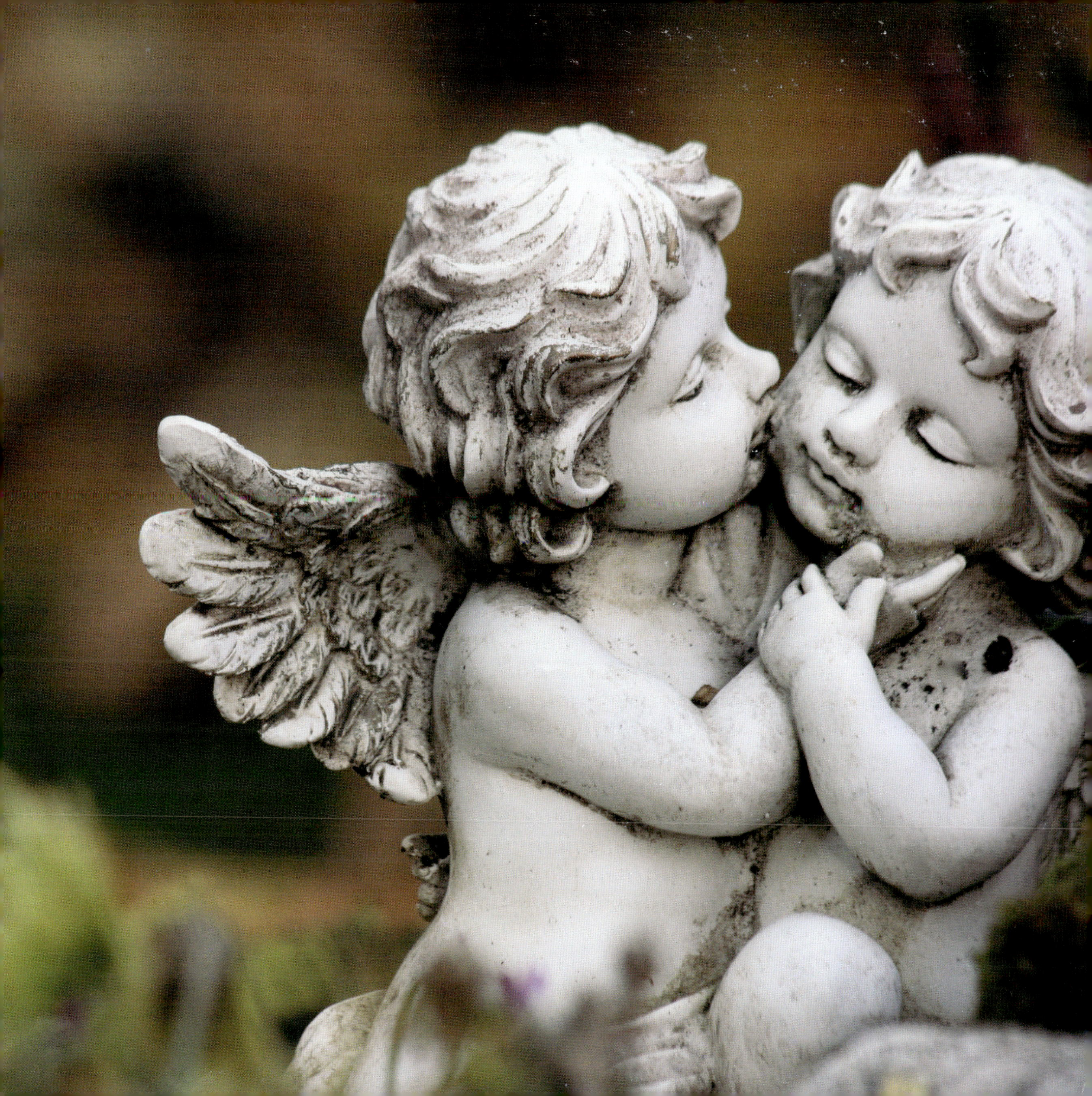

„Ein Bild sagt mehr als tausend Worte."

Was im Alltag als oft bemühte Redewendung schon fast abgedroschen klingt, gewinnt in der Demenzbetreuung besondere Bedeutung. Denn was kann einen an Demenz erkrankten Menschen besser erreichen, wenn Worte fehlen und die Sprache versagt? Die ausdrucksstarken Fotos in diesem Bildband dienen als Brücke in die innere Welt demenziell veränderter Menschen. Dabei decken die ganzseitigen, zeitlosen Aufnahmen zahlreiche Kategorien ab: Tiere, Babys und Kinder, Landschaften, Jahreszeitliches, Pflanzen und Blumen, bekannte Sehenswürdigkeiten, leckere Mahlzeiten – all die schönen Dinge, die uns Menschen ein Lächeln, Staunen oder Seufzen entlocken, sind hier in 63 Motiven vereint. Zudem finden sich passende Zitate, Sinnsprüche, Redewendungen, Reime, Gedicht- und Liedzeilen, um die Bilder zu kommentieren und gegebenenfalls ins Gespräch zu kommen. So können die Fotos positive Emotionen und schöne Erinnerungen wecken und – wo dies noch möglich ist – auch Gesprächsanlässe bieten. Denn das atmosphärische und emotionale Empfinden bleibt auch bei fortgeschrittener Demenz noch lange erhalten. Aber auch stilles, gemeinsames Betrachten und Zur-Ruhe-Kommen ist für Demenzkranke ein Gewinn und kann verbindende Momente zwischen betreuenden Personen und Betroffenen schaffen. So eignet sich dieser Bildband ideal für die Erinnerungs- und Biografiearbeit in professionellen Pflegeeinrichtungen genauso wie für die häusliche Pflege und Betreuung demenzkranker Angehöriger.

Impressum

Titel

Bildband für Demenzkranke
Zugänge finden – Emotionen wecken

Cover-Motiv

© Hiro | Fotolia.com

Hinweis zu den Schreibweisen

Lyrische Texte folgen in der Regel der Rechtschreibung, die Autoren festlegen. Es finden sich also bei den hier abgedruckten Gedichten, Reimen und Liedzeilen alle Formen der Rechtschreibung: die neue, die bisherige sowie etliche Sonderformen wie Kleinschreibung oder veränderte Zeichensetzung, also eine Vielfalt möglicher Ausdrucksformen.

Verlag an der Ruhr
Mülheim an der Ruhr
www.verlagruhr.de

ISBN 978-3-8346-2463-5